2 Schönheit von innen

10 Powerwoche

12 Fresh Food

28 Take along

40 Slow Food

56 Food Event

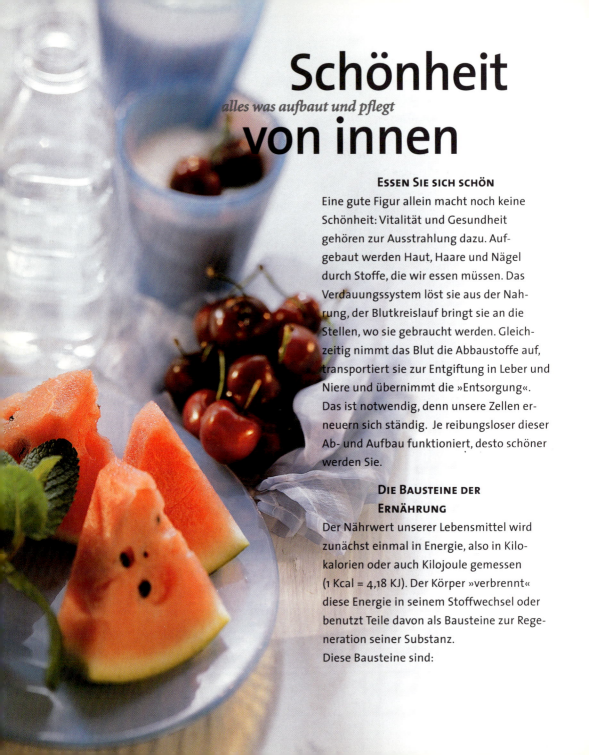

Schönheit
alles was aufbaut und pflegt
von innen

ESSEN SIE SICH SCHÖN

Eine gute Figur allein macht noch keine Schönheit: Vitalität und Gesundheit gehören zur Ausstrahlung dazu. Aufgebaut werden Haut, Haare und Nägel durch Stoffe, die wir essen müssen. Das Verdauungssystem löst sie aus der Nahrung, der Blutkreislauf bringt sie an die Stellen, wo sie gebraucht werden. Gleichzeitig nimmt das Blut die Abbaustoffe auf, transportiert sie zur Entgiftung in Leber und Niere und übernimmt die »Entsorgung«. Das ist notwendig, denn unsere Zellen erneuern sich ständig. Je reibungsloser dieser Ab- und Aufbau funktioniert, desto schöner werden Sie.

DIE BAUSTEINE DER ERNÄHRUNG

Der Nährwert unserer Lebensmittel wird zunächst einmal in Energie, also in Kilokalorien oder auch Kilojoule gemessen (1 Kcal = 4,18 KJ). Der Körper »verbrennt« diese Energie in seinem Stoffwechsel oder benutzt Teile davon als Bausteine zur Regeneration seiner Substanz.
Diese Bausteine sind:

* Kohlenhydrate sind Hauptbestandteil von Früchten, Gemüse und Getreide. Sie liefern vor allem Ballaststoffe, wasserlösliche Vitamine und Mineralstoffe. Aber: Zucker ist Kohlenhydrat in Konzentration – und das kann im Übermaß träge und müde machen.
* Eiweiß ist Baustein der Zellen, Bestandteil von Enzymen, Hormonen, Antikörpern, Trägersubstanz des Erbmaterials. Es wird ständig für die Zellerneuerung gebraucht. Fisch, Fleisch, Ei, Milchprodukte, Hülsenfrüchte und auch Getreide sind Eiweißträger.
* Fett ist Bestandteil von Hormonen und Gallensäuren, Träger der fettlöslichen Vitamine, Baustoff der Zellwände – also auch der Haut. Lebensnotwendig sind mehrfach ungesättigte Fettsäuren, die vor allem in guten, kaltgepreßten Ölen vorkommen. Verhängnisvoll sind die versteckten Fette in Wurst, Gebäck und Süßem – sie schmecken sehr gut – und lagern sich als Polster um Ihre Mitte ab.
* Ballaststoffe möbeln auf, sie bestehen aus pflanzlichen Zellstoffen, die Ihr Körper nicht verwerten kann, liefern also auch keine Kalorien. Sie kommen vor allem in Obst, Gemüse und Getreide vor. Sie sorgen für eine zügige Verdauung, also einen schnellen Abtransport des Stoffwechselmülls. Außerdem: Ballaststoffe sättigen, ohne zu nähren.

WINZIGKEITEN, DIE WUNDER WIRKEN

Viele Wirkstoffe, die den Stoffwechsel überwachen und regulieren, kann der Körper nicht selber bilden: Sie müssen über die Nahrung aufgenommen werden. Obwohl Sie diese Winzlinge nur in kleinsten Mengen brauchen, ist gerade die Versorgung mit diesen Stoffen häufig zu knapp. Mehr darüber erfahren Sie auf der nächsten Seite.
* Mineralstoffe sind Bausteine von Knochen, Zähnen, Haaren und Blut – sie regeln aber auch die zentralen Stoffwechselvorgänge und sorgen für die innere Balance.
* Vitamine sind an allen Stoffwechselvorgängen beteiligt: Sie spielen eine entscheidende Rolle beim Ab- und Umbau von Nährstoffen, also auch bei der Energiegewinnung. Sie stärken das Abwehrsystem, sie regulieren den Mineralhaushalt und steuern die Zellregeneration mit.
* Bioaktivstoffe sind nicht lebensnotwendig, spielen aber eine Schlüsselrolle für Gesundheit und Wohlbefinden. Sie werden im Stoffwechsel der Pflanzen gebildet, sind also in Obst, Gemüse und Getreide enthalten. Ein großer Teil von ihnen beugt nicht nur Durchblutungsstörungen und Arteriosklerose vor, sondern schützt die Zellen vor Umwelteinflüssen. Schließlich regen Bioaktivstoffe die Verdauung an und wirken gegen bakterielle Infektionen.

Lebensmittel-Inhaltsstoffe	Wirkung
Vitamin D	Beugt Osteoporose vor, indem es die Calciumeinlagerung in die Knochen fördert
Vitamin E	Antioxidanz – schützt vor freien Radikalen, hält das Bindegewebe elastisch, fördert die Durchblutung
Vitamin B_1	Stärkt die Nerven und Muskeln
Vitamin B_6	Eiweißstoffwechsel, Zellteilung, Nervensystem, hilft bei PMS und Schwangerschaftsübelkeit
Vitamin B_{12}	Wichtig für die Zellteilung und Blutbildung
Niacin	Für eine glatte Haut, gute Nerven und den Energieumsatz
Pantothensäure	Regt Haut- und Haarerneuerung an, wichtig für die Wundheilung
Folsäure	Für die Zellteilung und Zellneubildung, Blutbildung, Immunabwehr
Eisen	Für Blutbildung, geschmeidige Haut, glänzende Haare, feste Fingernägel und glatte, volle Lippen
Selen	Für schöne Haut und makellose Nägel. Es entgiftet
Zink	Für kräftiges Haar und gesunde Haut, unterstützt Heilungsprozesse und die Immunabwehr, verbessert das sinnliche Empfinden
Jod	Vorbeugung gegen Kropf, für Vitalität von Haut und Haar
Calcium	Für starke Knochen, Zähne , Nägel und kräftiges Haar, Nerven
Kieselsäure	Stärkt das Bindegewebe und kräftigt Haut und Haare
Milchsäure	Stärkt Darmflora und Abwehrkräfte, verbessert die Eisenaufnahme
Omega-3-Fettsäuren	Sie fördern die Durchblutung
Gamma-Linolensäure	Sorgt für eine gesunde und straffe Haut
Carotinoide	Erhöhen die Abwehrkräfte. Als Vorstufe von Vitamin A sorgt Beta-Carotin für eine schöne, glatte Haut

VORKOMMEN

Seefisch, Eigelb, Fleisch und Pilze. Wird bei Sonnenbestrahlung in der Haut gebildet

Hochwertige pflanzliche Öle, vor allem in Weizenkeimöl und Margarine, Fisch, Getreide und Nüssen

Vollkornprodukte, Hefe, Kartoffeln, Hülsenfrüchte

Vollkornprodukte, Fleisch und Seefisch, Kohl, Lauch, Bohnen und Paprika

Fleisch, Fisch und Milchprodukte. Milchsaure Produkte

Vollkornprodukte, Fleisch und Fisch, Hülsenfrüchte und Kartoffeln

Leber, Hefe, Champignons, Vollkornprodukte

Rohes Gemüse, Nüsse, Samen, Hefe, Orangen, Mango

Fleisch, Fisch, Hirse

Fische (besonders Bückling und Hering), Vollkorngetreide, Gemüse, Pilze

Bierhefe, Hülsenfrüchte, Käse, Leber, Nüsse, Algen, Austern

Seefisch, Jodsalz, besonders auch in Algen

Milchprodukte, vor allem in Hartkäse

In Vollkorngetreide, vor allem in Hirse, Hafer, Gerste

In milchsauren Produkten: Sauerkraut, Salzgurken, Joghurt, Kefir, Molke, Buttermilch, Käse, Salami, Oliven, Sojasauce

In fettem Seefisch (Hering, Lachs), Lein- und Rapsöl

In Pflanzenölen (Borretsch-, Sonnenblumen-, Distel- und Leinöl), in Margarine, Avocado, Fisch

Reichlich vorhanden in gelben, roten und grünen Obstsorten und Gemüsen, z.B. in Aprikosen, Kürbis, Broccoli und in Pollen

Beauty

was alles schöner macht

Basics

DIE WUNDERBARE KRAFT NATÜRLICHER ÖLE

Fette bestehen aus Glycerin und drei Fettsäuren. Essentiell, also lebensnotwendig, sind die mehrfach ungesättigten Fettsäuren. Und die sind vor allem in Pflanzenölen enthalten. Wenn sie kaltgepreßt sind, bleiben zusätzlich die sensiblen Substanzen und das Aroma der Feldfrüchte erhalten. Wichtig: Sie sollten nicht hoch erhitzt werden. Deshalb fettarm garen und erst vor dem Essen einen Löffel Kaltpreßöl unterziehen. Folgende Öle sind besonders positiv:

✱ Leinöl – es ist besonders reich an Omega 3-Fettsäuren, gelblich und hat ein zartbitteres Aroma. Schön in kräftigen Gerichten.

✱ Rapsöl – ist ebenfalls ein toller Omega-3-Fettsäure-Lieferant und hat einen frischen Geschmack: gut in Salaten.

✱ Weizenkeimöl – hat einen sensationell hohen Anteil an Vitamin E, schmeckt getreidig-nussig, paßt auch gut zu Süßspeisen.

✱ Olivenöl – besteht vor allem aus einfach ungesättigten Fettsäuren, die vor Arterienverkalkung schützen.

✱ Borretschöl – enthält viel Gamma-Linolensäure, die gegen Neurodermitis und bei allgemeinen Hautreizungen wirkt. Nur teelöffelweise verwenden.

✱ Schwarzkümmelöl – enthält mehrfach ungesättigte Fettsäuren und Stoffe, die gegen allergische und entzündliche Symptome wirken. Das Öl hat ein orientalisch-würziges Aroma.

In diesem Buch wird ausschließlich mit diesen Ölen gekocht. Sie bekommen sie in Reformhäusern. Sind sie nicht vorrätig, können die Öle bestellt werden (Seite 62). Wichtig: Diese wertvollen Öle im Kühlschrank aufbewahren und zügig verwenden.

WASSER MACHT KNACKIG

Der Körper besteht zu etwa 60 Prozent aus Wasser – beim jungen Menschen ist es eher mehr, beim älteren weniger. Wasser ist Lösungs- und Transportmittel für alle wasserlöslichen Nährstoffe im Körper. Es dient dem Temperaturausgleich und dem Abtransport von Schadstoffen. Wasser macht Ihre Haut straff und prall. Sie sollten etwa 1,5–2 Liter pro Tag trinken – bei großer Hitze und körperlicher Anstrengung wie Sport steigt der Bedarf. Keine Angst vor Leitungswasser: Das ist in Deutschland das am strengsten kontrollierte Lebensmittel.

ALLES AUS DEM MEER

Im Seewasser sind viele Mineralstoffe gelöst, die an Land zum Teil knapp sind, wie Jod, Eisen, Calcium, Magnesium, Fluor und Zink. Algen, teilweise auch Muscheln und Krustentiere, filtern diese Mineralstoffe aus dem Meereswasser und reichern sie an.

✻ Nori wird geröstet in feinen Blättern fertig für Sushi-Röllchen angeboten. Er ist zart, fein, schmeckt pikant würzig und kann getrocknet oder eingeweicht gegessen werden. Nori ist sehr eiweißreich und enthält große Mengen Vitamin A und C, dazu reichlich Calcium und Eisen.

✻ Arame ist eine in zarte Streifen geschnittene Braunalge, die ungeheuer reich an Jod und Calcium ist. Arame enthält mehr Eisen und Vitamin B_{12} als Fleisch und ist deshalb für eine fleischlose Ernährung ideal. Arame wird vor dem Garen 5 Minuten eingeweicht und verdoppelt dabei ihr Volumen.

✻ Fettreiche Salzwasserfische wie Lachs, Thunfisch, Makrele und Hering enthalten große Mengen besonders wirkungsvoller Omega-3-Fettsäuren. Darüber hinaus sind sie sehr eiweiß- und jodreich.

✻ Krabben und Muscheln sind delikate Reserven für Zink, Eisen, Selen und Fluor.

✻ Naturbelassenes Meersalz enthält noch Mineralstoffe wie Calcium und Magnesium. Sie können es auch durch jodiertes, fluoridiertes Salz ersetzen.

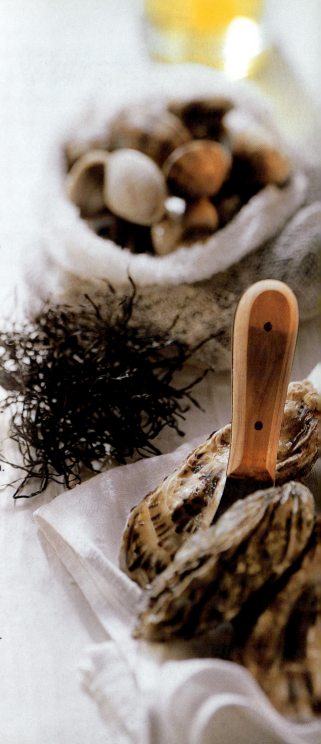

Natürliche

für gesunde Haut und glänzendes Haar

Pflege

BALSAM FÜR DIE HAUT

Die Haut atmet durch die Poren. Sie scheidet Abbauprodukte aus und kann pflegende Substanzen aufnehmen. In Kaltpreßölen, Obst und Gemüse, in Milch und Milchprodukten sind Substanzen enthalten, die eine sehr vielfältige Wirkung auf der Haut entfalten. Am intensivsten greifen Packungen in das Hautgeschehen ein. Sie werden aus frischen Zutaten gemixt, frisch auf Gesicht, Hals und Dekolleté aufgetragen, mit einem feuchten Tuch bedeckt und sollten etwa 20–30 Minuten einwirken. Die Wirkung wird verbessert, wenn Sie sich dabei hinlegen und entspannen. Danach die Packung mit lauwarmem Wasser abnehmen und eine Pflegecreme auftragen. Die folgenden vier Packungen sind für die unterschiedlichen Hauttypen komponiert. Alle sind so schonend, daß sie 1–2 mal wöchentlich aufgetragen werden können.

FÜR JEDE HAUT: PFIRSICH-MASKE

Am besten wirkt ein aromatisch duftender, reifer Pfirsich: Den Pfirsich schälen, kleinschneiden und mit der Gabel zerdrücken. Erfrischt und glättet.

FÜR DIE TROCKENE HAUT: AVOCADO-MASKE

1 reife Avocado schälen, mit einigen Tropfen Zitronensaft und 1 Teelöffel Borretschöl pürieren. Nährt und belebt.

FÜR DIE FETTE HAUT: GURKEN- ODER SAUERKRAUT-MASKE

Gurke waschen, schälen und in dünne Scheiben hobeln. Wirkt erfrischend und glättend. Statt dessen können Sie auch frisches Sauerkraut (Reformhaus) nehmen – es wirkt adstringierend und entzündungshemmend.

FÜR DIE MÜDE HAUT: SCHWEDEN-MASKE

3 Eßlöffel Magerquark abtropfen lassen, mit 1 Eßlöffel Zitronensaft, 1 Eßlöffel Molke oder Buttermilch und 1 Teelöffel Weizenkeimöl cremig rühren. Belebt und nährt.

PFLEGE FÜR DEN KÖRPER

Wenn Sie etwas für Ihre Körperhaut tun möchten, ist eine Kombination aus Massage und Bad ideal. Die Temperatur des Badewassers sollte 37°–39° C betragen. Länger als 15–20 Minuten sollten Sie nicht in der Wanne bleiben: Zu lange und heiße Bäder laugen die Haut aus, statt sie zu pflegen.

Während des Bades ein Tuch mit dem Badewasser tränken, auf das Gesicht legen und immer wieder erneuern. Dadurch öffnen sich die Poren und die Haut läßt sich gut reinigen. Der Clou: eine halbstündige Bettruhe nach dem Bad mit einer Gesichtspackung! Übrigens: Kaltgepreßte Öle, speziell Weizenkeim-, Sesam- und Olivenöle, sind wunderbare Hautöle – und frei von Zusatzstoffen. Besonders wirkungsvoll für strapazierte, nervöse Haut ist Borretschöl.

Für die trockene Haut
Den ganzen Körper vor dem Bad von Kopf bis Fuß mit Weizenkeimöl einmassieren – immer von den Extremitäten hin zum Herz. Dann das Bad einlaufen lassen, 3 Liter Buttermilch oder Milch hineinrühren.

Für die fette, unreine Haut
Den Körper mit Weizenkleie in der Dusche einmassieren. Danach das Badewasser mit 1/2 l Obstessig mischen.

Kraft fürs Haar
Das Haar wird von der Wurzel her ernährt. Aber Heizungsluft, Sonne und Kälte strapazieren das Haar, lassen es trocken, kraftlos und brüchig werden. Ab und zu eine pflegende Packung wirkt da Wunder. Die lauwarme Packung wird nach der Vorwäsche im Haar, vor allem auf den Spitzen – nicht auf der Kopfhaut – verteilt. Dann eine Duschhaube aufsetzen, den Kopf mit einem Tuch warm halten und die Packung mindestens 1 Stunde einwirken lassen. Nach der Packung das Haar mit einem milden Shampoo gründlich auswaschen.

Kräuter-Öl fürs Haar
1/4 l kaltgepreßtes Olivenöl auf 2–3 Zweige Thymian, 1 Zweig Rosmarin und 1/2 Handvoll Birkenblätter aus der Apotheke gießen. Diese Mischung an einem dunklen, kühlen Ort 1–4 Wochen ziehen lassen. Das Kräuteröl durch ein Sieb abgießen, die Kräuter ausdrücken. Vor dem Auftragen die benötigte Menge abmessen und leicht erwärmen.

Ei-Öl-Packung
Je nach Länge der Haare 1–2 Eigelb mit 1–2 Teelöffel kaltgepreßtem Weizenkeimöl mischen. Die Mischung leicht erwärmen und dann in die Haarspitzen massieren.

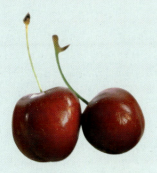

Power-

zum Wohlfühlen und Entspannen zu Hause

woche

VERWÖHNEN SIE SICH!

Sie haben weder Zeit noch Geld für eine Schönheitswoche im Wellness-Hotel? Dann verwöhnen Sie sich doch selber zu Hause – die Rezepte in diesem Buch machen's möglich. Gleichzeitig sollten Sie auch etwas für Ihren Körper tun. Gehen Sie schwimmen, radeln oder joggen. Machen Sie täglich eine Viertelstunde Gymnastik. Und gönnen Sie sich als Tupfer auf dem »i« einen Besuch bei der Kosmetikerin und beim Friseur. Wohltuend ist auch eine Massage mit anschließendem Dampfbad oder Saunagang.

DIE KURZKUR

Natürlich kann eine Woche keine Wunder wirken. Aber sie ist ein Neubeginn. Ein bißchen von dem, was Sie in dieser Woche tun, sollten Sie in Ihren Alltag übernehmen: Viel trinken, viel Obst und Gemüse essen, fettarm kochen und gleichzeitig auf wertvolle Fette nicht verzichten. Diese Kurzkur wird ein kulinarisches Vergnügen für Sie. Natürlich werden Sie keinen Hunger haben: Während der ganzen Kur dürfen Sie unbegrenzt rohes Gemüse und Beeren, Äpfel und Zitrusfrüchte essen. Aber versuchen Sie nicht, ständig zwischendurch zu naschen –

lieber dreimal am Tag so richtig sattessen und höchstens vor- oder nachmittags eine Knabberpause einlegen. Am Samstag können Sie sich einen lieben Gast zum Fondue einladen. Und den Knusper-Melonen-Quark (Seite 19) als Dessert servieren.

TRINKEN MACHT SCHÖN

Kräutertee und grünen Tee können Sie pur unbegrenzt genießen. Schwarzen Tee und Kaffee etwa 2 Tassen pro Tag, nach Geschmack mit Magermilch und wenig Rohrzucker oder Honig – wenn Sie ohne nicht in Schwung kommen. Wenn Ihnen reines Mineralwasser nicht schmeckt, dürfen Sie es mit ein wenig Apfel- oder Zitronensaft spritzen. Und Alkohol? Er ist Gift für Ihre Schönheit, hebt aber die Stimmung: Ein Glas trockener Sekt zu Beginn Ihrer Kur dürfen Sie trinken. Am Sonntag sollten Sie sich dagegen schonen: Viel Schlaf, Schwimmen und Sauna, Bad und Packung für Haut und Haar motivieren Sie für die Woche. Sie müssen sich nicht sklavisch an die Vorschläge halten: Morgens ein Müsli und ein Drink, dann eine kalte und eine warme Hauptmahlzeit können Sie frei kombinieren. Oder für Zwei kochen und davon zwei Tage essen.

WOCHENPLAN

Montag

* Happy Hour
* Weißkrautsalat mit Äpfeln
* Rinderchili mit Avocado, dazu Hirsebrei

Dienstag

* 1 Scheibe Vollkornbrot, dazu Molke-Mocca-Mix
* Bohnen-Garnelen-Salat, dazu 1 Scheibe Vollkornbrot
* Putenbrust mit Chicorée

Mittwoch

* Balsam-Müsli, dazu Apfelessig Cooler
* Schoko-Risotto
* Pellkartoffeln mit Powerquark

Donnerstag

* Melonenkaltschale, dazu Barley Water
* Bündner Fleisch-Sandwich
* Grünes Ratatouille

Freitag

* Orangen-Möhren-Quark
* Black Pesto Sandwich
* Karotten-Hirsespaghetti

Samstag

* Mildes Sechskorn-Müsli
* Knusper-Melonen-Quark
* Fondue chinoise, dazu Grapefruit-Möhren-Rohkost

Sonntag

* Obstsalat mit Trauben, dazu Soft Green Drink
* Catfisch-Cevice; danach Obst nach Belieben
* Artischocken mit Avocadodip; Lamm-Nüßchen mit Gemüse

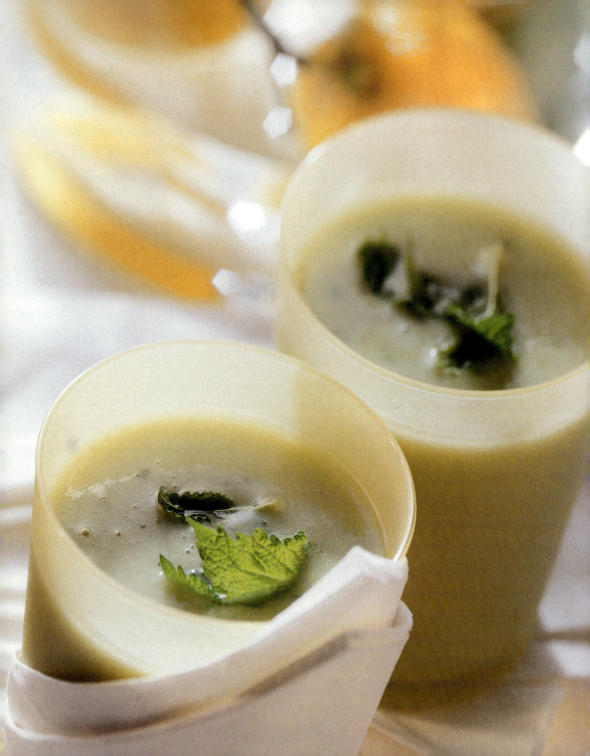

Soft

leicht und cremig

Green

für milde Power

Drink

FRESH FOOD

13

Zutaten für 2 Drinks: • 1 kleine, weiche Avocado • 2 Zweige Zitronenmelisse

• 4 EL Zitronensaft • 1/4 l Birnensaft • 1 TL Borretschöl • Wasser

Die Avocado halbieren, den Kern herauslösen und das Fruchtfleisch mit einem Löffel aus der Schale löffeln. Die Zitronenmelisse waschen, trockenschütteln und die Blätter von den Stielen zupfen. Die Avocado, Zitronen- und Birnensaft, Zitronenmelisse und das Borretschöl mit dem Pürierstab pürieren, mit eiskaltem Wasser bis auf Trinkstärke verdünnen.

power

PRO DRINK: 205 KCAL • 2 g EW • 13 g F • 24 g KH

Barley

macht glücklich und entwässert

Water

Zutaten für 2 Drinks: • 60 g Gerste • 1 1/2 l Wasser • Saft 1 Orange
oder andere Fruchtsäfte

Die Gerste waschen und im Wasser aufkochen. Zugedeckt bei mittlerer Hitze 30 Minuten garen. Dann durch ein Sieb gießen. Das Gerstengetränk abkühlen lassen und in den Kühlschrank stellen. Mit dem Orangensaft oder anderen Fruchtsäften mischen und eiskalt trinken.

PRO DRINK: 120 KCAL • 4 g EW • 1 g F • 24 g KH

Molke

wirkt entschlackend und verdauungsfördernd

Mocca-Mix

Zutaten für 2 Drinks: • 1/2 l Molke • 1 EL Instant-Espressopulver • 1 TL Kakao-pulver • 1 TL Blütenpollen (Reformhaus) • 1 EL Hefeflocken • 3 EL Rohrzucker

Die Molke, Espressopulver, Kakao, Blütenpollen, Hefeflocken und Rohr-zucker in einen Schüttelbecher geben. Alles so lange schütteln, bis sich alles gelöst hat. Mit 1 kleinen Banane gemixt wird's milder.

PRO DRINK: 85 KCAL • 3 g EW • 0 g F • 19 g KH

Apfelessig

reinigt von innen

Cooler

Zutaten für 2 Drinks: • 1/4 l Apfelsaft • 1/4 l Heilwasser • 4 EL Apfelessig

• 1 EL Honig • 1 TL Blütenpollen (Reformhaus)

Den Apfelsaft, das Heilwasser, den Apfelessig, den Honig und die Blütenpollen gut miteinander verrühren, bis sich alles gelöst hat. Den Drink am
besten bei Zimmertemperatur langsam in kleinen Schlückchen trinken.

PRO DRINK: 100 KCAL • 0 g EW • 0 g F • 26 g KH

Sanddorn

mit viel Vitamin C und Beta-Carotin

Cobbler

Zutaten für 2 Drinks: • 80 ml Sanddornsaft mit Honig • 300 ml frischgepreßter
Orangensaft • 1 TL Borretsch- oder Sanddornkernöl • 1 EL Weizenkeime

Den Sanddornsaft zusammen mit dem Orangensaft, dem Öl und den
Weizenkeimen in den Mixer geben. Alle Zutaten auf höchster Stufe kräftig
mixen, den Cobbler in hohe Gläser füllen und sofort servieren.

PRO DRINK: 105 KCAL • 2 g EW • 3 g F • 15 g KH

Balsam-Müsli

anregend und hautfreundlich

Die Grapefruit oder die Orangen mit einem scharfen Messer schälen, dabei auch die weiße Haut vollständig entfernen. Die Grapefruit oder die Orangen in Viertel schneiden, das Weiße aus der Mitte abtrennen und die Viertel in Scheiben schneiden, dabei den Saft in einer Schüssel auffangen.

Die Baby-Ananas mit dem Messer schälen, längs in Viertel schneiden und ohne den Mittelstrunk in Stücke schneiden, dabei den abtropfenden Saft auffangen. Das kleingeschnittene Obst samt Saft mit den Hirseflocken, Weizenkeimen, Blütenpollen und dem Multivitaminsaft in einer Schüssel mischen. Das Müsli auf zwei Schalen verteilen und servieren.

Zutaten für 2 Personen:
1 rosa Grapefruit oder
2 Orangen
1 reife Baby-Ananas
40 g Hirseflocken
2 EL Weizenkeime
1 EL Blütenpollen
100 ml Multivitaminsaft

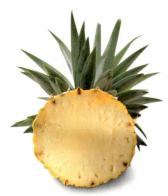

Ananas

Ananas ist reich an eiweißspaltendem Bromelin, das die Verdauung erleichtert. Sie wirkt entwässernd und schweißtreibend – und letzten Endes reinigend auf die Haut. Diese Wirkung hat aber nur rohe Ananas. Statt einer Baby-Ananas können Sie natürlich auch 1/4 von der sonst handelsüblichen Frucht verwenden.

Pro Portion:
205 Kcal
5 g EW • 2 g F
42 g KH

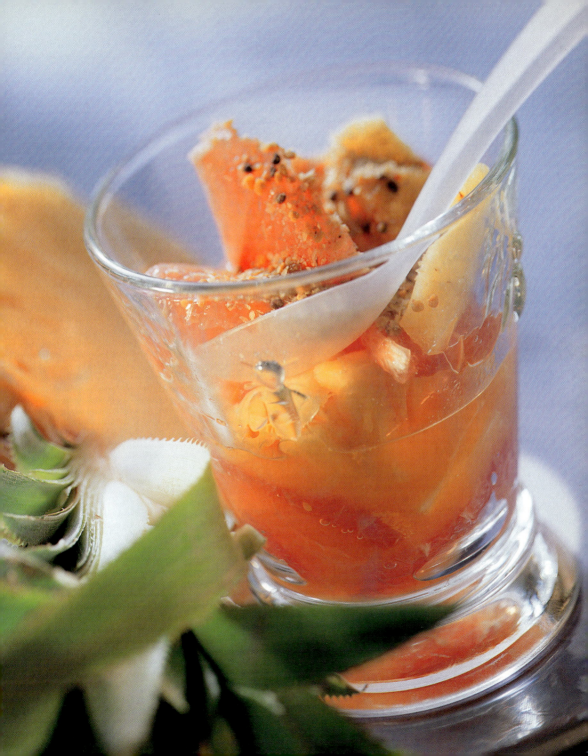

Mildes
mit bioaktivem Pollengranulat
Sechskorn-Müsli

Zutaten für 2 Personen: • je 8 getrocknete Aprikosen und Pflaumen • 60 g Sechskorn-Schrot • 1/2 l Molke • 2 EL Honig • 2 EL Sesamsamen • 1 TL Pollengranulat

Die Aprikosen und die Pflaumen waschen und in kleine Würfel schneiden. Das Schrot mit den Früchtewürfeln und 300 ml Molke aufkochen, beiseite stellen und erst den Honig, dann die übrige Molke unterziehen. Das Müsli ganz abkühlen lassen. Die Sesamsamen und das Pollengranulat unterheben und servieren.

PRO PORTION: 405 KCAL • 8 g EW • 4 g F • 87 g KH

Happy
mit viel Hafer und Joghurt
Hour

Zutaten für 2 Personen: • 50 g Buchweizen • 2 Äpfel • 2 EL Haferkleie • 5 EL Haferflocken • 500 g probiotischer Joghurt • 1 TL Borretschöl • 3–4 EL Ahornsirup

Den Buchweizen in einer beschichteten Pfanne bei mittlerer Hitze ohne Fett knusprig rösten. Die Äpfel waschen, abtrocknen und samt Schale grob raspeln. Mit Haferkleie, Haferflocken, Joghurt, Borretschöl und Ahornsirup vermischen. In zwei Schälchen geben und servieren.

PRO PORTION: 490 KCAL • 14 g EW • 13 g F • 81 g KH

Knusper-
mit Special K, eine eiweißreiche Cerealie
Melonen-Quark

Den Magerquark in eine Schüssel geben. Sanddorn- und Orangensaft hinzufügen und alles mit dem Handrührgerät kräftig einige Minuten schlagen. Hefeflocken und Weizenkeime dazugeben und cremig rühren.

Die Möhre waschen, schälen und fein raspeln. Die Möhrenraspel mit einem Löffel unter den Quark ziehen. Die Melone in Würfel schneiden und ebenfalls unter den Quark heben. Die Special K (oder eine andere zuckerarme Cerealie wie Flakes oder Getreideflocken) unterheben. Den Quark in Schälchen füllen und sofort servieren.

Zutaten für 2 Personen:
250 g Magerquark
6 EL süßer Sanddornsaft
50 ml Orangensaft
1 EL Hefeflocken
1 EL Weizenkeime
1 junge Möhre
300 g Melone (ohne Schale)
6–8 EL Special K (Reformhaus)

✳ Power-Packung für die Haut

Weizenkeime enthalten Vitamin E, B_1, B_6 und Folsäure, dazu Magnesium, Eisen und Zink. Rohes Getreide enthält Phytin, das die Aufnahme der Mineralstoffe behindert, deshalb den Sechskorn-Schrot einweichen und einmal aufkochen. Blütenpollen enthalten Nährstoffe in konzentrierter Form, Enzyme und bioaktive Substanzen. Probiotischer Joghurt enthält aktive Milchsäurebakterien, die die Darmflora regenerieren, aber nur, wenn Sie ihn regelmäßig essen.

PRO PORTION:
270 KCAL
25 g EW • 4 g F
35 g KH

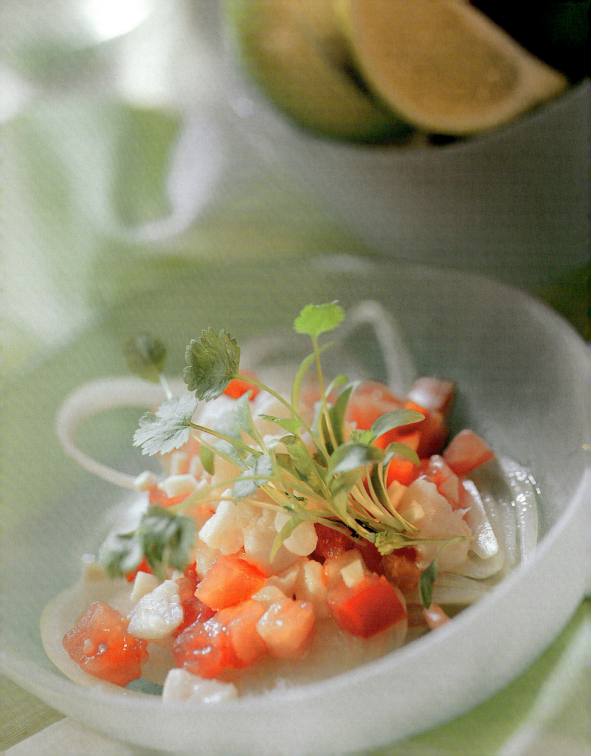

Catfisch-Cevice
mit mariniertem, rohen Seefisch

Für die Marinade die Limette auspressen. Den Limettensaft mit dem Essig mischen. Das Catfischfilet abwaschen, mit Küchenkrepp trockentupfen, das Fischfilet in kleine Würfel schneiden. Den Fisch in der Marinade einlegen und ab und zu wenden.

Die Tomaten waschen, halbieren, von den Stielansätzen befreien und in Würfel schneiden. Die Kerne mit Saft zum Fisch geben. Die Zwiebeln schälen und in dünne Scheiben hobeln. Den Koriander oder die Petersilie waschen, trockenschütteln, die Blätter von den Stielen zupfen und fein hacken. Den Ingwer schälen und in kleine Würfel schneiden.

Eine Platte mit den Zwiebelscheiben auslegen, darauf erst die Tomatenwürfel, dann die Fischwürfel darauf verteilen und mit Kräutern bestreuen. Dabei jede Schicht salzen, pfeffern, die Marinade und das Öl darüber träufeln. Den Ingwer darüber streuen. Dazu paßt Brot.

Zutaten für 2 Personen:
1 Limette
2 EL Apfelessig
200 g Catfishfilet (ersatzweise Victoriabarsch)
2 Fleischtomaten
2 Zwiebeln
1 Bund Koriander oder glatte Petersilie
1 walnußgroßes Stück Ingwer
1 TL Schwarzkümmelöl
Meersalz
schwarzer Pfeffer

FRESH FOOD

21

Die Trümpfe des Meeres

Je natürlicher Sie Fisch und Gemüse genießen können, desto besser für Ihre Schönheit: Kerne sind Ballaststoffe und reinigen von innen, direkt unter der Tomatenhaut schlummern die besten Nährstoffe und in Säure »kalt« gegarter Fisch enthält Jod und Omega-3-Fettsäure in ursprünglicher Form.

PRO PORTION:
150 KCAL
19 g EW • 5 g F
8 g KH

Spargel-Pilz Carpaccio
mit pikant-würzigem Nori

Zutaten für 2 Personen:
6 EL Apfelessig
1 EL Meerrettich, frisch gerieben oder als Paste
2 EL Distelöl
2 EL Sojasauce
schwarzer Pfeffer
6 EL Wasser oder Weißwein
250 g sehr dicker weißer Spargel
100 g große Champignons
2 große Nori-Blätter
1 EL Sesamsamen

Für die Marinade Essig, Meerrettich, Öl, Sojasauce, Pfeffer und Wasser oder Weißwein verrühren. Den Spargel waschen, putzen, sorgfältig schälen und in dünne Scheiben hobeln. Die Champignons putzen, kurz unter fließendes Wasser halten und ebenfalls in Scheiben hobeln.

Die Nori-Blätter in 4 cm große Stücke schneiden. Zwei große Teller mit je 2 Nori-Blättern auslegen, etwas Marinade darüber träufeln. Dann die Spargel- und Champignonscheiben und Noristücke darüber verteilen, mit der übrigen Marinade beträufeln. Sesamsamen in einer beschichteten Pfanne ohne Fett bei mittlerer Hitze rösten und auf das Carpaccio streuen. Eine halbe Stunde ziehen lassen, dann mit frischem Roggen-Sauerteigbrot servieren.

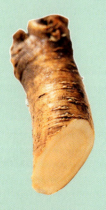

Meerrettich
Er enthält Senföl mit einer natürlichen antibiotischen Wirkung, das die Magensäure unterstützt. Er regt die Bildung der Verdauungssäfte an. Sein Vitamin-C-Gehalt übertrifft sogar den von Paprika.

Pro Portion:
160 Kcal
5 g EW • 10 g F
8 g KH

Roastbeef-
mit Rucola und Kürbiskernen
Carpaccio

Für die Marinade in einer Schüssel das Kürbiskern- und Weizenkeimöl mit Orangensaft, Salz, Pfeffer und Senfpulver kräftig verrühren. Den Rucola gründlich waschen, verlesen und in einem Sieb gut abtropfen lassen.

Die Hälfte des Rucolas auf 2 große Teller verteilen und etwas Marinade darüber träufeln. Dann das Roastbeef und die übrigen Rucolablätter dekorativ darauf schichten und die restliche Marinade darüber geben.

Die Kürbiskerne mit einem Messer grob hacken und über das Roastbeef streuen. Das Roastbeef-Carpaccio etwa 30 Minuten ziehen lassen, dann mit Ciabatta oder Baguette servieren.

Zutaten für 2 Personen:
2 EL Kürbiskernöl
1 EL Weizenkeimöl
100 ml Orangensaft
Meersalz
schwarzer Pfeffer
1 TL Senfpulver (oder scharfer Senf)
100 g Rucola
150 g Roastbeef in dünnen Scheiben
2 EL Kürbiskerne

Senfpulver
Es besteht aus gemahlenen Senfkörnern und gibt Dressings eine sanfte Schärfe ohne Säure. Senf fördert die Verdauung, wirkt antibakteriell und regt die Durchblutung der Haut an. Es wirkt gegen Sodbrennen. Sie bekommen es in Feinkostläden und wenn nicht, können Sie es notfalls durch frischen Senf ersetzen.

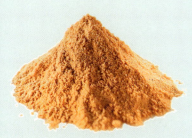

PRO PORTION:
340 KCAL
23 g EW • 23 g F
11 g KH

Artischocken mit Avocadodip

mit Basilikum und Schwarzkümmelöl

Zutaten für 2 Personen:
2 große Artischocken
Meersalz
1 Schuß Apfelessig
1 Bund Basilikum
1 weiche Avocado
etwas Sud
2 EL Zitronensaft
1 TL Schwarzkümmelöl
weißer Pfeffer

Die Artischocken waschen. Die Stiele der Artischocken mit einem Ruck herausbrechen, die äußersten Blätter ablösen, alle sehr spitzen Blätter abschneiden. In einem Topf 2 Tassen Wasser mit 1 Prise Salz und dem Essig zum Kochen bringen. Die Artischocken darin etwa 30 Minuten garen, bis sich ein Blatt leicht aus der Blüte ziehen läßt.

Das Basilikum waschen, trockenschütteln und die Blätter von den Stielen zupfen. Die Avocado halbieren, den Kern herausheben. Das Fruchtfleisch mit Basilikum, etwas Sud und Zitronensaft mit dem Pürierstab pürieren. Dabei das Öl, Salz und Pfeffer hinzufügen. Den Dip mit Salz und Pfeffer abschmecken und extra zu den lauwarmen oder abgekühlten Artischocken servieren.

Vielseitige Artischocke

Sie enthält den Bitterstoff Cynarin, der die Leber anregt und auf diese Weise blutreinigend wirkt. Er regt die Zellerneuerung an – das tut der Haut gut. Beta Carotin und Vitamin E ergänzen diese Wirkung. Die Garflüssigkeit können Sie mit Honig abschmecken, kalt stellen und als Aperitif trinken.

Pro Portion:
180 Kcal
5 g EW • 14 g F
11 g KH

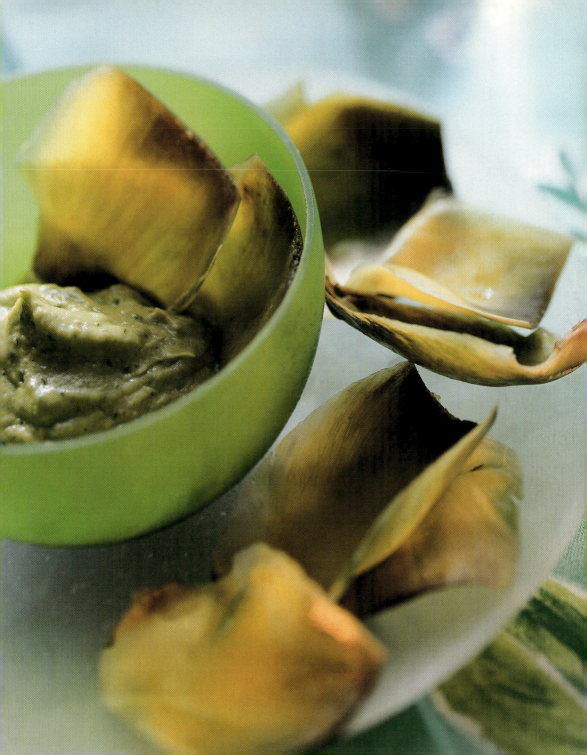

Grapefruit-Möhren-Rohkost
mit roten Linsen und Algen

Zutaten für 2 Personen:
2 EL Arame (14 g Algen)
300 ml Wasser
150 g rote Linsen
Meersalz
1 TL Ingwerpulver
200 g junge Möhren
200 g Spinat
1 kleine Zwiebel
1 rosa Grapefruit
3 EL Weizenkeimöl
1 TL Senfpulver

Die Arame-Algen 10 Minuten in dem Wasser einweichen. Dann mit den roten Linsen, Salz und Ingwerpulver bei schwacher Hitze zugedeckt etwa 10 Minuten kochen – nicht länger, sonst quellen die Algen zu stark.

Inzwischen die Möhren waschen, schälen und fein raspeln. Den Spinat waschen und verlesen, grobe Stiele abzwicken, dann den Spinat in Streifen schneiden. Die Zwiebel schälen und fein würfeln. Die Grapefruit halbieren, mit einem Löffel das Fruchtfleisch herauslösen. Die Grapefruithälften dann auspressen. Den Saft mit den Grapefruitstücken, dem Weizenkeimöl und Senfpulver zum Linsen-Algen-Mix geben und zusammen mit den Möhrenraspeln und Spinatstreifen vorsichtig unterziehen. Die Rohkost mit Salz und Pfeffer pikant abschmecken und sofort lauwarm mit Reis servieren.

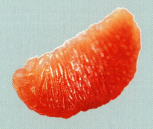

Grapefruit
Mit einer Grapefruit kann ein Erwachsener seinen Tagesbedarf an Vitamin C decken. Sie hat eine belebende Wirkung auf das Herz-Kreislaufsystem.

Pro Portion:
440 Kcal
22 g EW • 17 g F
51 g KH

Brokkoli-Sauer-kraut-Rohkost

mit probiotischem Joghurt und viel Vitamin E

Die Brokkoliröschen waschen und in einem Sieb abtropfen lassen. Die Röschen etwas zerkleinern und mit dem Pürierstab grob zermusen, dabei etwas Wasser dazugeben. Den Mais in einem Sieb abtropfen lassen. Das Sauerkraut mit einem Messer grob hacken, zusammen mit dem Mais und dem Brokkolimus vermischen. Die Sonnenblumenkerne grob hacken. Knoblauch schälen und fein würfeln. Für das Dressing in einer Schüssel die Sonnenblumenkerne, den Knoblauch, den Joghurt, Öl und Essig verrühren. Das Dressing mit Salz, Pfeffer, Thymian und Ingwer würzen. Das Dressing über die Rohkost gießen. Die Rohkost auf Tellern anrichten und mit Brot oder Pellkartoffeln servieren.

Zutaten für 2 Personen:
150 g Brokkoliröschen
1–2 EL Wasser
150 g Maiskörner (kleine Dose)
200 g frisches Sauerkraut
2 EL Sonnenblumenkerne
1 Knoblauchzehe
150 g probiotischer Joghurt
2 EL Nußöl
1–2 EL Apfelessig
Meersalz
schwarzer Pfeffer
1 TL Thymianblättchen
1/2 TL Ingwerpulver

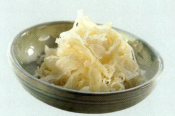

Sauerkraut

Sauerkraut ist reich an Milchsäure, Kalium, Kalzium und Jod, dazu enthält es viel Vitamin C. Es wirkt entschlackend und hat eine stärkende Wirkung auf das Bindegewebe. Besonders wirkungsvoll ist frisches Sauerkraut aus dem Reformhaus.

Pro Portion:
355 Kcal
11 g EW • 23 g F
31 g KH

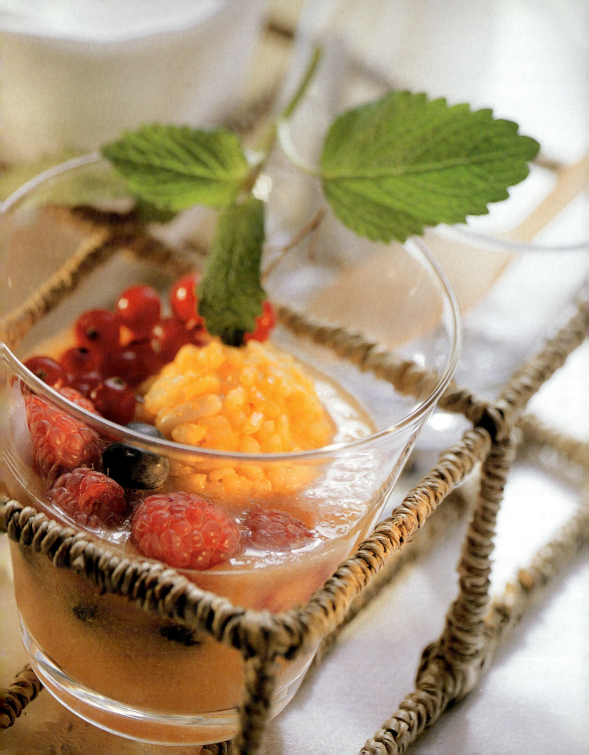

Melonen-Kaltschale

mit Vitamin-Risotto

Das Öl in einer Pfanne bei schwacher Hitze erhitzen. Den Milchreis und die Pinienkerne darin andünsten, bis der Reis glasig ist. Dann die Hälfte des Multivitaminsaftes angießen und unter Rühren bei schwacher Hitze leicht köcheln lassen, bis der Reis beginnt, trocken zu werden. Dann den übrigen Saft dazugeben und noch einmal aufkochen. Den Reis beiseite stellen und bei geschlossenem Deckel etwa 4 Stunden oder über Nacht quellen und vollständig auskühlen lassen.

Die Melone von der Schale und den Kernen befreien. Das Fruchtfleisch mit dem Pürierstab pürieren und dabei den Honig zugeben. Die Beeren untermischen. Die Melonenkaltschale in tiefe Teller geben. Den Reis mit einem Eisportionierer in die Kaltschale setzen und servieren.

Zutaten für 2 Personen:
1 TL Weizenkeimöl
80 g Milchreis
2 EL Pinienkerne
300 ml Multivitaminsaft
1/2 Charentais-Melone
(350 g Fruchtfleisch)
1 EL Honig
1 Tasse Beeren (nach Belieben)

TAKE ALONG

29

Multivitaminsaft oder ACE-Säfte

Sie enthalten Zusätze von Provitamin A, Vitamin C und E, dazu häufig auch noch Omega-3-Fettsäuren. Diese Säfte zählen zu den gesundheitsfördernden (präbiotischen) Lebensmitteln und haben vor allem den Zellschutz zum Ziel.

Pro Portion:
425 Kcal
7 g EW • 6 g F
84 g KH

Obstsalat
und geröstetem Buchweizen
mit Trauben

Zutaten für 2 Personen: • 200 g kernlose Weintrauben • 1 Apfel • 1 Orange • 2 EL Rosinen
• 100 ml ACE-Saft (Reformhaus) • 50 g Buchweizen • 2 EL Sesamsamen

Das Obst waschen. Weintrauben von den Stengeln zupfen. Den Apfel achteln, dabei
entkernen und quer in Scheiben schneiden. Orange schälen, in Segmente teilen, diese
in drei Stücke schneiden. Rosinen heiß abwaschen, mit Obst und Saft mischen. Buchweizen und Sesam in einer beschichteten Pfanne rösten, bis sie duften. Abkühlen
lassen und über den Obstsalat streuen.

PRO PORTION: 295 KCAL • 6 g EW • 5 g F • 60 g KH

Orangen mit
mit vitamin-C-reichem Hagebuttenmark
Möhren-Quark

Zutaten für 2 Personen: • 2 junge Möhren • 1 Orange • 50 g Hagebuttenmark, gesüßt
• 1 EL Honig • 250 g Speisequark (20 % Fett) • 1 TL feine Blütenpollen • 20 g Mandelblättchen

Die Möhren waschen, schälen und fein raspeln. Die Orange schälen, in Scheiben
schneiden und jede Scheibe achteln. Das Hagebuttenmark mit Honig verrühren.
Nach und nach den Quark und die Blütenpollen unterziehen. Die Möhrenraspel,
die Orangenstückchen samt Saft und die Mandelblättchen unterrühren.

PRO PORTION: 335 KCAL • 17 g EW • 12 g F • 41 g KH

Schoko-Risotto

mit getrockneten Datteln

Die Datteln waschen, von der Haut und den Kernen befreien und mit einem Messer in kleine Würfel schneiden. Den Reis in einen Topf ohne Fett geben, bei mittlerer Hitze kurz anwärmen, dann die Milch dazugießen. Die Dattelwürfel, das Kakaopulver und den Rohrzucker dazugeben.

Den Reis bei schwacher Hitze und geschlossenem Deckel etwa 50 Minuten quellen lassen, dabei zwischendurch umrühren. Den Reis dann abkühlen. Oder den Reis aufkochen. Den Topf mit dem Reis in Decken wickeln und 3–4 Stunden quellen lassen.

Die Sahne steif schlagen, vorsichtig unter den Risotto ziehen und sofort servieren.

Zutaten für 2 Personen:
100 g getrocknete Datteln
100 g Risottoreis
1/2 l Milch (1,5 % Fett)
1 EL Kakaopulver
2 EL Rohrzucker
100 g Sahne

TAKE ALONG

31

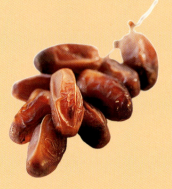

Datteln

Die Trockenfrüchte sind sehr reich an Eisen und Kalium. Durch ihre natürliche Süße können sie besonders gut Zucker ersetzen. Ihr hoher Ballaststoffanteil regt die Verdauung milde an. Wenn Sie es nur leicht süß mögen, nehmen Sie frische Datteln, die ganzjährig als aufgetautes Tiefkühlprodukt im Handel sind.

Pro Portion:
560 Kcal
10 g EW • 18 g F
87 g KH

power

Bohnen-Garnelen-Salat

mit mineralstoffreichen Algen

Zutaten für 2 Personen:
2 EL Arame (14 g Algen)
300 g grüne Bohnen
1 Zwiebel
1 EL Olivenöl
Meersalz
1 TL Thymianblättchen
200 g Tomaten
10 schwarze Oliven
200 g Eismeer-Garnelen
2–3 EL Apfelessig

Die Arame-Algen in 300 ml Wasser einweichen. Inzwischen die Bohnen waschen, putzen und dabei, wenn nötig, entfädeln. Die Zwiebel schälen, halbieren und in feine Würfel schneiden. Das Öl erhitzen und die Zwiebelwürfel und Bohnen darin bei mittlerer Hitze andünsten. Die Arame-Algen zusammen mit dem Einweichwasser angießen. Das Gemüse salzen und pfeffern. Den Thymian dazugeben und alles etwa 15 Minuten bei schwacher Hitze dünsten, dann abkühlen lassen.

Die Tomaten waschen, von den Stielansätzen befreien, halbieren und in schmale Spalten schneiden. Die Oliven entsteinen und in schmale Streifen schneiden.

Die Garnelen abtropfen lassen, mit Tomaten und Oliven unter die Bohnen ziehen. Den Bohnensalat mit Apfelessig abschmecken.

Oliven & Öl – ein gesundes Duo

Die Oliven sorgen für eine gute Durchblutung und eine Stabilisierung des Blutdrucks. Ihre Milchsäure stärkt zusätzlich die Abwehrkraft. Das Olivenöl ist reich an mehrfach ungesättigten Fettsäuren. Der wichtigste Inhaltsstoff ist das Squalen, das für eine gesunde und geschmeidige Haut sorgt und das Immunsystem mobilisiert.

Pro Portion:
225 Kcal
23 g EW • 9 g F
14 g KH

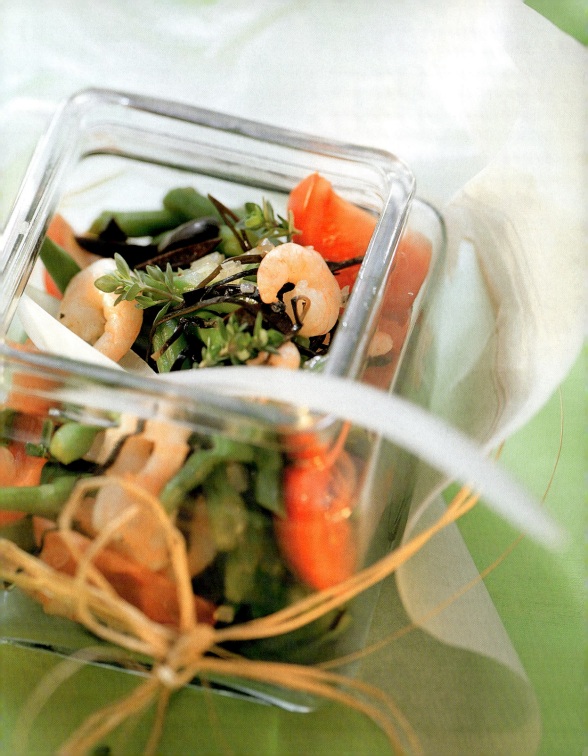

Weißkrautsalat
süßsauer mit Sauerkraut und Nüssen
mit Äpfeln

Den Weißkohl und die Äpfel waschen. Den Kohl vierteln, dabei vom mittle-
ren Strunk befreien und die Kohlviertel in dünne Streifen hobeln. Die Äpfel

Zutaten für 2 Personen:
200 g Weißkohl
2 Äpfel
1/8 l Sauerkrautsaft
2-3 EL Zitronensaft
Meersalz
Pfeffer
1 Bund Dill
60 g Walnüsse
150 g saure Sahne (10 % Fett)
1/2 TL Anissamen
1 EL Weizenkeimöl

abtrocknen und mit der Schale grob raspeln. Die
Weißkohlstreifen in einer Schüssel mit den Apfelras-
peln vermischen. Den Sauerkrautsaft unter die Apfel-
Kraut-Mischung rühren. Die Mischung mit Salz und
Pfeffer würzen. Den Weißkrautsalat etwa 1 Stunde
ziehen lassen.
Inzwischen den Dill waschen, die Spitzen von den
Stengeln zupfen und hacken. Die Walnüsse mit dem
Messer ebenfalls grob hacken. Für das Dressing die
saure Sahne mit Dill, Walnüssen, Anissamen und

Weizenkeimöl verrühren und mit Salz und Pfeffer abschmecken. Das
Dressing unter den Krautsalat ziehen, eventuell nochmals abschmecken.

* So wird's bekömmlicher

Im Herbst und Winter, wenn das Kraut fester und
schwerer verdaulich ist, sollten Sie den Sauerkrautsaft erhitzen und dann über das Kraut gießen. Das
Kraut etwa 1 Stunde ziehen lassen, bis es abgekühlt
ist. Die geraspelten Äpfel erst dann zugeben, wenn
der Mix abgekühlt ist.

PRO PORTION:
425 KCAL
9 g EW • 32 g F
24 g KH

Bulgursalat
mit viel Milchsäure und Brottrunk
mit Knoblauch

Den Knoblauch schälen und in schmale Streifen schneiden. Den Brottrunk in einen Topf geben und mit dem Knoblauch zum Kochen bringen. Den Bulgur einstreuen, mit Salz und Pfeffer würzen und bei schwacher Hitze etwa 5 Minuten leicht köcheln lassen. Den Bulgur abkühlen lassen.

Inzwischen die Paprika halbieren, von Stielansatz, Kernen und Trennhäutchen befreien, die Hälften waschen und längs erst in Streifen schneiden, dann die Streifen würfeln. Die Petersilie waschen, trockenschütteln, die Blättchen von den Stielen zupfen und grob hacken. Paprika, Petersilie, Oliven- und Borretschöl sowie Kapern unter den Bulgur ziehen.

Den Feta fein zerbröseln und darüber streuen. Den Salat nochmals pikant abschmecken, bei Bedarf noch etwas Brottrunk zugeben, auf Tellern anrichten und servieren.

Zutaten für 2 Personen:
4 Knoblauchzehen
1/4 l Brottrunk
120 g Bulgur
Meersalz
schwarzer Pfeffer
1 rote Paprikaschote
2 Bund glatte Petersilie
1 EL Olivenöl
1 TL Borretschöl
2 EL Kapern
120 g Feta

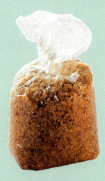

Bulgur
Bulgur ist grob gebrochener Weizen, der so aufgeschlossen ist, daß er sich wie parboiled Reis garen läßt. Sie bekommen ihn in Naturkostläden und in türkischen Lebensmittelgeschäften. Er besitzt einen hohen Gehalt an Eiweiß und B-Vitaminen.

Pro Portion:
470 Kcal
23 g EW • 19 g F
55 g KH

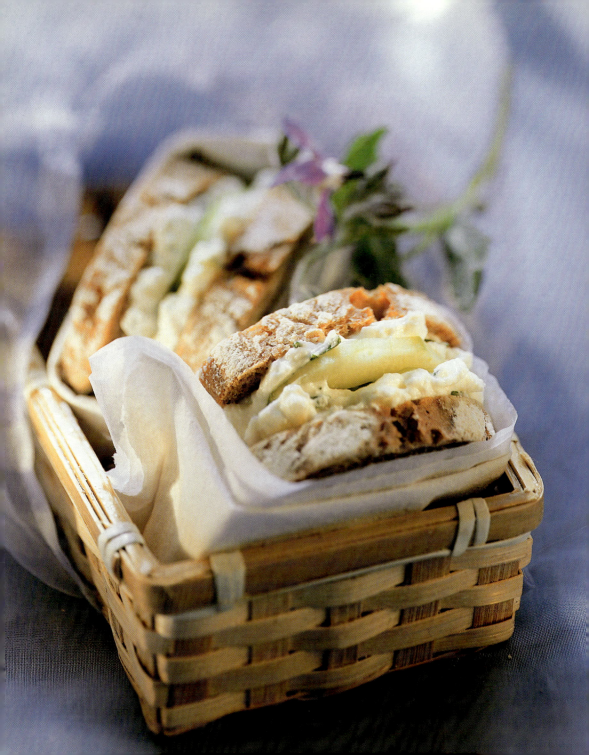

Ziegenkäse Sandwich
mit Borretschöl und -blättern

Die Gurke schälen, halbieren, mit einem Löffel von den Kernen befreien und eine Hälfte raspeln, die andere Hälfte in etwa 2 mm dicke Stücke schneiden. Die Zwiebel schälen und in feine Würfel schneiden. Borretschblätter waschen, trockenschütteln und fein hacken.

Das Borretschöl mit den Zwiebeln, dem Borretsch und den Gurkenraspeln unter den Ziegenfrischkäse ziehen und leicht salzen.

Den Käse auf jeweils 1 Scheibe Vollkornbrot streichen, die Gurkenstückchen darauf verteilen und etwas in den Käse drücken. Dann pfeffern und die Sonnenblumenkerne darüber streuen und servieren. Wenn Sie das Sandwich mitnehmen wollen, jeweils eine zweite Brotscheibe darauflegen.

Zutaten für 2 Personen:
1/2 Gurke
1 kleine Zwiebel
einige Blätter Borretsch
2 TL Borretschöl
120 g Ziegenfrischkäse
Pfeffer
Meersalz
2 Scheiben Vollkornbrot
1 EL Sonnenblumenkerne

TAKE ALONG

Leicht verdaulicher Ziegenkäse
Ziegenkäse enthält weniger Cholesterin als andere Käsesorten. Dafür enthält er sehr viel Vitamin A für schöne Haut und klare Augen. Durch beste hygienische Verhältnisse schmeckt Ziegenkäse heute eher mild. Sie bekommen ihn frisch auf Wochenmärkten.

Pro Portion:
305 Kcal
17 g EW • 19 g F
16 g KH

Kresse-Lachs
Geheimwaffe gegen Hautirritationen
Sandwich

Zutaten für 2 Personen: • 2 Schrotbrötchen • 1 Beet Kresse • 4 EL Schmand • 1 TL Borretschöl • Meersalz • schwarzer Pfeffer • 1 TL Zitronensaft • 4 Scheiben Räucherlachs

Die Brötchen quer aufschneiden. Die Kresse kalt abspülen, die Blättchen abschneiden, einige Blättchen zum Garnieren beiseite legen. Übrige Kresse mit Schmand, Borretschöl, Salz, Pfeffer und Zitronensaft verrühren und auf die Brötchenhälften streichen. Mit Lachsscheiben belegen und mit Kresse bestreuen.

PRO PORTION: 330 KCAL • 22 g EW • 17 g F • 22 g KH

Bündner Fleisch-
mit frischem Sauerkraut und Meerrettich
Sandwich

Zutaten für 2 Personen: • 2 EL Meerrettich • 4 EL körniger Frischkäse • 1 TL Kürbiskernöl • 2 EL gehackte Kürbiskerne • 2 Scheiben Leinsamenbrot • Pfeffer • 50 g Sauerkraut • 6 Scheiben Bündner Fleisch

Den Meerettich mit dem Frischkäse, dem Öl und den Kürbiskernen verrühren, auf die Brotscheiben streichen und pfeffern. Das Sauerkraut kleinschneiden und die Brote damit belegen. Das Bündner Fleisch einmal umklappen und dekorativ darauf legen.

PRO PORTION: 230 KCAL • 18 g EW • 9 g F • 17 g KH

Tonnato-Ei-
mit Kapern und Olivenöl
Sandwich

Zutaten für 2 Personen: • 1 Dose Thunfisch naturel (160 g Einwaage) • 3 EL Olivenöl • 1 hartgekochtes Ei

• 1 EL Zitronensaft • 2 EL Kapern • Pfeffer • Worcestersauce • 2 Grahambrötchen • 2–3 Blätter Radicchio

Thunfisch abtropfen lassen. Mit Olivenöl, dem Eigelb und Zitronensaft mit dem Pürierstab

pürieren. Mit Kapern, Pfeffer und Worcestersauce abschmecken. Brötchen quer halbieren, die

Hälften mit der Paste bestreichen. Radicchio waschen, trockentupfen, in Streifen schneiden und

auf die Brötchenhälften legen. Das Eiweiß hacken und darüber streuen.

PRO PORTION: 515 KCAL • 27 g EW • 33 g F • 28 g KH

Black Pesto
mit frischem Schwarzbrot und Basilikum
Sandwich

Zutaten für 2 Personen: • 2 Scheiben Schwarzbrot • 2 TL Pesto aus dem Glas • 1 EL Sesamsamen

• 1/2 Bund Basilikum • 150 g Mozzarella • 8 Kirschtomaten

Das Schwarzbrot mit Pesto bestreichen, mit Sesamsamen bestreuen. Basilikum waschen,

trockenschütteln, die Blätter abzupfen und auf das Brot legen. Mozzarella abtropfen lassen,

in Scheiben schneiden, auf die Brotscheiben legen. Tomaten waschen, halbieren, von den

Stielansätzen befreien und auf dem Mozzarella verteilen, alles pfeffern.

PRO PORTION: 275 KCAL • 19 g EW • 16 g F • 13 g KH

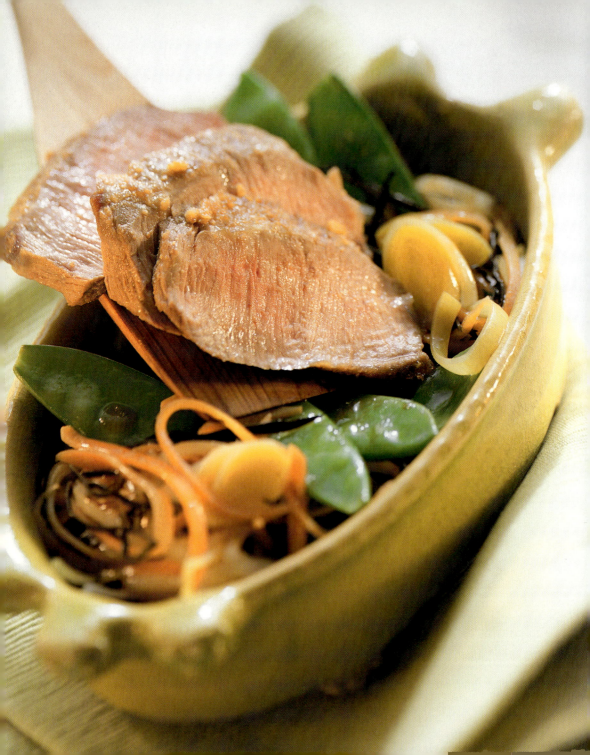

Lamm-Nüßchen

anregend und mineralstoffreich

mit Gemüse

Die Arame-Algen in 1/4 l Wasser etwa 10 Minuten einweichen. Das Fleisch waschen und trockentupfen. Den Ingwer schälen und fein hacken, mit Senfpulver, Sojasauce, Zitronensaft und 2 Eßlöffeln Wasser mischen. Das Fleisch damit einpinseln. Das Gemüse waschen und putzen. Den Lauch längs aufschlitzen und in feine Ringe schneiden. Die Möhren schälen und in feine Streifen schneiden. Die Enden von Erbsen oder Bohnen abzwicken, die Fäden dabei vollständig abziehen.

Die Algen abtropfen lassen. In einer beschichteten Pfanne das Butterschmalz erhitzen und das Fleisch darin von beiden Seiten kräftig anbraten. Dann das Gemüse und die Arame-Algen zugeben, alles würzen und unter ständigem Rühren etwa 5–7 Minuten garen. Wenn nötig, etwa 100 ml Algenwasser zufügen. Mit etwas Sojasauce und Sesamöl abschmecken. Dazu passen Kartoffeln, Wildreis oder Hirse.

Zutaten für 2 Personen:
2 EL Arame (14 g Algen)
300 g Lamm-Nüßchen
1 Stück Ingwer
1 TL Senfpulver
1 EL Sojasauce
2 EL Zitronensaft
1 Lauchstange
200 g Möhren
150 g Zuckerschoten
oder Bohnen
1 TL Butterschmalz
Meersalz
Pfeffer
1 EL Sesamöl

SLOW FOOD

41

power

PRO PORTION: 330 KCAL • 50 g EW • 15 g F • 43 g KH

Muschel-
mit Feta und Peperoni
Rösti

Die Kartoffeln waschen, in wenig Wasser mit Salz etwa 10 Minuten halbgar kochen, abschrecken und pellen. Etwas abkühlen lassen, dann grob reiben. Inzwischen Frühlingszwiebel und Peperoni waschen und putzen. Frühlingszwiebel in feine Ringe und Peperoni in kleine Würfel schneiden. Knoblauch schälen und fein hacken, Tomaten fein würfeln, Muscheln abtropfen lassen. Feta fein zerkrümeln. Kartoffelraspel mit Frühlingszwiebel, Peperoni, Knoblauch, Tomaten, Muscheln und Feta vermischen. Mit Salz, Pfeffer und Kreuzkümmel kräftig würzen.

In einer beschichteten Pfanne 1–2 Eßlöffel Olivenöl erhitzen, die Masse darin verteilen, kräftig andrücken, den Deckel auflegen und bei schwacher Hitze etwa 7 Minuten goldgelb backen. Dann wenden und die Rösti von der anderen Seite goldgelb backen, wenn nötig, Öl zugeben. Dazu paßt Tomatensalat.

Zutaten für 2 Personen:
- 400 g mehligkochende Kartoffeln
- Meersalz
- 1 Frühlingszwiebel
- 1 Peperoni
- 1 Knoblauchzehe
- 3 getrocknete Tomaten
- 1 Glas Muscheln (250 g Einwaage)
- 50 g Feta
- schwarzer Pfeffer
- Kreuzkümmel
- Olivenöl zum Braten

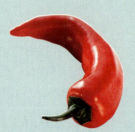

Peperoni
Die Schoten sind höllisch scharf, vor allem die Zwischenwände und Kerne. Die Schärfe wirkt anregend auf Verdauung und Durchblutung und beugt Infektionen vor. Achtung vor direktem Kontakt mit Nase oder Augen: Sie brennen danach heftig.

Pro Portion:
560 Kcal
36 g EW • 14 g F
82 g KH

Stampfe-kartoffeln

mit Matjes und gesunder Molke

Den Matjes mindestens 1–2 Stunden in Wasser ziehen lassen. Kartoffeln waschen, in wenig Wasser mit Salz in etwa 20 Minuten garen, dann pellen und beiseite stellen. Inzwischen Schnittlauch waschen, trockenschütteln und in Röllchen schneiden. Die Radieschen waschen, 4 schöne Radieschen und etwas zartes Radieschengrün beiseite legen, die übrigen putzen und würfeln. Radieschenblätter fein hacken. In einem Topf bei mittlerer Hitze die Kartoffeln mit Molke und Rapsöl erwärmen, dann die Kartoffeln mit dem Kartoffelstampfer grob zerstampfen. Den Schnittlauch und die Radieschenwürfel hinzufügen, mit Salz und Pfeffer würzen und alles nochmals heiß werden lassen.

Matjes aus dem Wasser nehmen, trockentupfen, mit den beiseite gelegten Radieschen und den Kartoffeln auf Tellern anrichten. Mit den gehackten Radieschenblättern bestreuen und servieren.

Zutaten für 2 Personen:
4 Matjesfilets
400 g mehligkochende Kartoffeln
Meersalz
1 Bund Schnittlauch
1 Bund Radieschen
1/8 l Molke
1 EL Rapsöl
weißer Pfeffer

SLOW FOOD

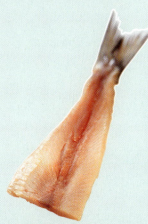

Matjes

Matjes ist der junge Hering vor der Geschlechtsreife. Er ist besonders zart und fettreich. Da das Fett des Herings viel Omega-3-Fettsäuren enthält, ist speziell Matjes eine Wohltat für die Haut und das Wohlbefinden.

PRO PORTION:
625 KCAL
31 g EW • 44 g F
27 g KH

power

Karotten-Hirsespaghetti

viel Vitamine und Mineralstoffe

Zutaten für 2 Personen:
250 g Bundmöhren
1 Zwiebel
1 Knoblauchzehe
1 EL Sesamöl
2 EL Sesamsamen
Meersalz
Pfeffer
Kreuzkümmel
1 Msp. Safranpulver
100 ml Orangensaft
250 g Hirsespaghetti

Die Möhren und eine Handvoll zartes Grün waschen. Die Möhren putzen, schälen und mit einem Spargelschäler in lange Streifen hobeln. Die Zwiebel und den Knoblauch schälen und fein würfeln. Das Sesamöl erhitzen und die Sesamsamen darin braun anbraten. Zwiebeln und Knoblauch dazugeben und bei mittlerer Hitze glasig dünsten.

Dann die Möhrenstreifen hinzufügen, mit Salz, Pfeffer und Kreuzkümmel würzen, Deckel auflegen und 1–2 Minuten bei schwacher Hitze dünsten. Das Safranpulver mit Orangensaft anrühren. Wenn die Möhren anzusetzen beginnen, den Saft und das Möhrengrün dazugeben und unterrühren.

2–3 Minuten bei schwacher Hitze weiterdünsten, bis die Möhren gar sind.

Inzwischen die Nudeln in reichlich kochendem Salzwasser bißfest kochen, in einem Sieb abgießen, mit kaltem Wasser abschrecken, abtropfen lassen und mit dem Möhrengemüse mischen. Auf Tellern anrichten und sofort servieren.

power

PRO PORTION: 560 KCAL • 22 g EW • 11 g F • 93 g KH

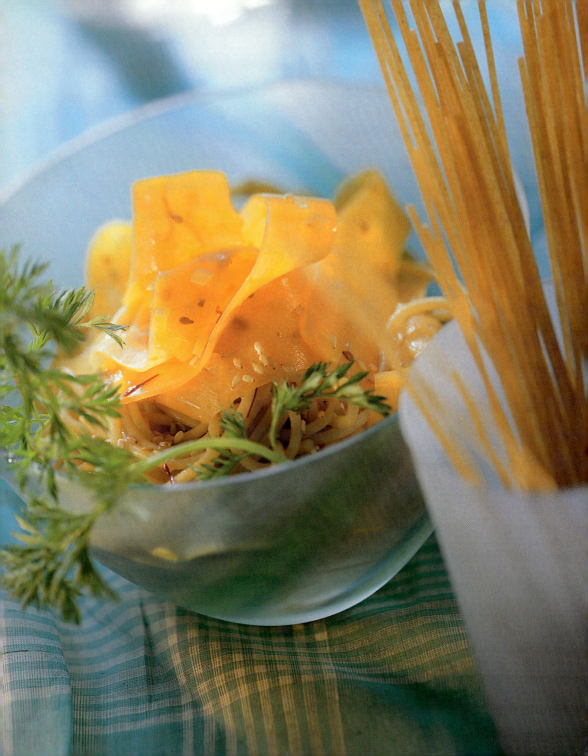

Edelpilzkäse-
mit Algen-Spaghetti-Mix
Tomatensauce

Die Arame-Algen in 1/4 l Wasser etwa 5 Minuten einweichen. Inzwischen die Tomaten waschen und leicht über Kreuz einritzen. Kurz in köchelndes Wasser legen, dann häuten und ohne die Stielansätze zerdrücken. Die Zwiebel schälen und fein würfeln. Für die Sauce 1 Eßlöffel Öl erhitzen und die Zwiebeln darin bei mittlerer Hitze andünsten. Das Tomatenmus und -mark dazugeben, umrühren, kurz bei schwacher Hitze schmoren lassen. Reichlich Wasser mit Salz in einem Topf aufkochen. Arame-Algen abtropfen lassen und zusammen mit den Spaghetti darin bißfest garen, abgießen, mit kaltem Wasser abschrecken und abtropfen lassen. Algen und Spaghetti mit Zitronensaft und 1 Eßlöffel Öl mischen.

Den Käse entrinden, zerbröseln und in der Tomatensauce auflösen, alles kräftig würzen. Ist die Sauce zu dick, mit Arame-Wasser verdünnen. Auf Tellern anrichten und servieren.

Zutaten für 2 Personen:
2 EL Arame (14 g Algen)
500 g vollreife Tomaten
1 Zwiebel
2 EL Weizenkeimöl
2 EL Tomatenmark
Meersalz
200 g Hirsespaghetti
1-2 EL Zitronensaft
150 g Edelpilzkäse
Sojasauce
Pfeffer
mildes Paprikapulver

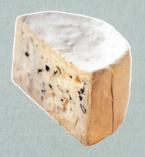

Edelpilzkäse
Er wird nach Impfung mit Edelpilzkulturen gereift, bis er von den grünen Adern durchzogen ist. Er ist eiweißreich, leicht verdaulich und seine Enzyme haben einen positiven Effekt auf Darmflora und Verdauung insgesamt. Seine Pilzkulturen sind gesundheitsfördernd.

Pro Portion:
810 Kcal
33 g EW • 43 g F
73 g KH

Grünes Ratatouille
mit frischem Spargel und Blattspinat

Die Gurke waschen, längs halbieren, von den Kernen befreien und die Hälften in 1 cm dicke Stücke schneiden. Den Spargel waschen, putzen, gründlich schälen und in 2–3 cm lange Stücke teilen. Den Rucola putzen, verlesen, waschen, trockenschütteln und fein hacken. Den Spinat waschen, verlesen, grobe Stiele abzwicken und in grobe Streifen schneiden. Die Zwiebel und den Knoblauch schälen und fein würfeln. Das Öl erhitzen und die Zwiebeln und den Knoblauch darin bei mittlerer Hitze andünsten. Dann Gurke und Spargel zufügen. Mit Salz, Pfeffer und Muskatnuß würzen und zugedeckt etwa 10 Minuten bei schwacher Hitze dünsten. Dann Spinat und Rucola zufügen, salzen und pfeffern und weitere 3 Minuten garen, nochmals abschmecken. Das Ratatouille auf Tellern verteilen, mit Borretschöl beträufelt und den Parmesan darüber hobeln.

Zutaten für 2 Personen:
1 Salatgurke
250 g Spargel
1 Bund Rucola
250 g Blattspinat
1 Zwiebel
1 Knoblauchzehe
1 EL Olivenöl
Meersalz, Pfeffer
geriebene Muskatnuß
2 TL Borretschöl
50 g Parmesan am Stück

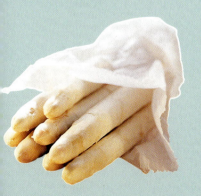

Spargel
Asparaginsäure und Kalium im Spargel regen die Nieren an und wirken harntreibend. Gleichzeitig ist Spargel sehr kalorienarm – ein echter Schlankmacher – wenn er »schlank« zubereitet wird. Die Wirkung ist von der Spargelsorte unabhängig. Nur hat grüner Spargel mehr Vitamine.

Pro Portion:
215 Kcal
17 g EW • 10 g F
13 g KH

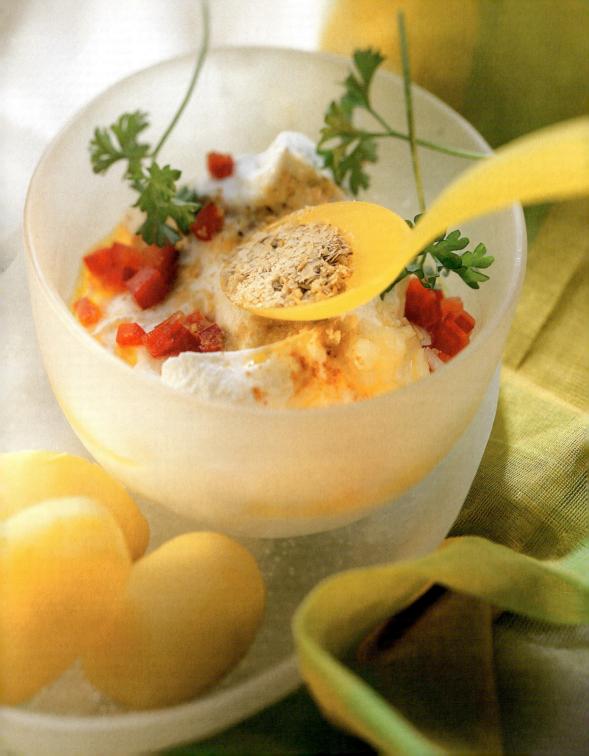

Pellkartoffeln mit Powerquark

ideale Nervennahrung und Magenpflaster

Die Kartoffeln waschen und bei mittlerer Hitze in wenig Wasser mit Salz zugedeckt in etwa 20 Minuten garen. Inzwischen den Paprika halbieren, von Stielansatz, Kernen und Trennhäutchen befreien und waschen, die Paprikahälften in kleine Würfel schneiden. Die Schalotte und den Knoblauch schälen und ebenfalls fein würfeln. Die Petersilie waschen, trockentupfen, die Blättchen von den Stielen zupfen und fein hacken.

Den Quark in eine Schüssel geben und mit Petersilie, Weizenkeimen, Hefeflocken, Leinöl, Chilipfeffer oder Tabasco und soviel Mineralwasser verrühren, bis der Quark cremig ist. Die Paprika- und Schalottenwürfel sowie den Knoblauch unterziehen. Den Quark scharf abschmecken und mit Pellkartoffeln servieren.

Zutaten für 2 Personen:
500 g neue Kartoffeln
Meersalz
1 kleine, rote Paprika
1 Schalotte
1 Knoblauchzehe
1 Bund Petersilie
250 g Magerquark
1 EL Weizenkeime
1 EL Hefeflocken
1 EL Leinöl
Chilipfeffer oder Tabasco
100 ml Mineralwasser

Kartoffeln – die tollen Knollen

Kartoffeln enthalten wertvolles pflanzliches Eiweiß und Vitamin C und sind damit ein wichtiges Grundnahrungsmittel. Der rohe Saft aus dem Reformhaus ist ein Magenpflaster und gut gegen Übersäuerung. Mit Quark ergänzt, sind sie mindestens so wertvoll wie ein kleines Steak. Ihre Ballaststoffe regen die Verdauung milde an. Allerdings: Kartoffeln sind für den Menschen nur gegart eßbar.

Pro Portion:
335 Kcal
25 g EW • 9 g F
41 g KH

Putenbrust
mild gewürzt und zart
mit Chicorée

Die Putenbrust quer zur Faser in etwa 1 cm dicke Scheiben schneiden, mit Salz, Pfeffer und Paprika würzen. Den Chicorée waschen, putzen und längs halbieren. In einem Topf das Butterschmalz erhitzen und die Chicoréehälften darin anbraten, bis sie leicht gebräunt sind. Die Putenbrust zugeben und ebenfalls anbraten. Die Tomaten dazugeben, mit Salz und Pfeffer würzen und 5 Minuten bei schwacher Hitze zugedeckt dünsten.

Inzwischen Ingwer und Knoblauch schälen und in feine Scheiben hobeln. Mit Sprossen und Öl zum Fleisch geben. Den Mozzarella abtropfen lassen, in Scheiben schneiden und auf den Chicorée legen. Bei schwacher Hitze leicht köcheln lassen, bis der Käse geschmolzen ist. Auf Tellern anrichten und dazu Baguette servieren.

Zutaten für 2 Personen:
200 g Putenbrustfilet
Meersalz, Pfeffer
mildes Paprikapulver
2 kleine Chicorée (300 g)
1 TL Butterschmalz
250 g Tomatenwürfel (Fertigprodukt)
1 Stück Ingwer
1 Knoblauchzehe
100 g Sojasprossen
1 EL Sesamöl
100 g Mozzarella

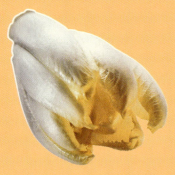

Chicorée
Sein hoher Gehalt an Inulin und Kalium regt den Stoffwechsel an. Seine Bitterstoffe regen Magen, Milz, Leber und Galle an – er ist ein regelrechtes Kurgemüse. Seine Inhaltsstoffe beeinflussen die Darmgesundheit und tragen zum Aufbau einer Darmschleimhaut und Darmflora bei.

Pro Portion:
350 Kcal
40 g EW • 17 g F
10 g KH

Rinderchili
sehr scharf und wunderbar anregend
mit Avocado

Für die Marinade den Zitronensaft, Salz, Pfeffer, Paprikapulver und Kreuzkümmel verrühren. Das Fleisch quer zur Faser in feine Streifen schneiden und in dem Gewürzmix marinieren. Chilischote aufschlitzen, entkernen, waschen und fein würfeln. Paprika halbieren, vom Stielansatz, den Kernen und Trennhäuten befreien, waschen und grob würfeln. Knoblauch und Zwiebeln schälen und in feine Würfel schneiden. Das Fleisch kurz abtropfen lassen. Das Öl erhitzen und das Fleisch darin anbraten, Chili, Paprika, Zwiebeln und Knoblauch dazugeben und unter Rühren etwa 5 Minuten weiterbraten. Die Petersilie waschen, trockenschütteln, die Blättchen von den Stielen zupfen und hacken. Avocado halbieren, vom Stein befreien, schälen und in Würfel schneiden. Avocado, Oliven, Petersilie und Marinade unterheben, heiß werden lassen und abschmecken. Dazu paßt gekochte Hirse, Maisbrei oder Brot.

Zutaten für 2 Personen:
3 EL Zitronensaft
Meersalz, Pfeffer
1 Msp. Paprikapulver, scharf
1/2 TL Kreuzkümmel
200 g Rouladenfleisch
1 Chilischote
1 grüne Paprikaschote
2 Knoblauchzehen
2 Zwiebeln
1-2 EL Olivenöl
1 Bund glatte Petersilie
1 Avocado
10 schwarze Oliven

Avocado
Sie ist Balsam für Magen, Nerven, Haut und Haar – vorausgesetzt, sie ist reif und wirklich butterweich. Sie enthält 30 Prozent wertvolles, pflanzliches Fett und sehr viel B-Vitamine. Mit ein paar Tropfen Zitronensaft, Salz und Pfeffer ist sie ein idealer Brotaufstrich.

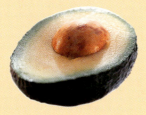

Pro Portion:
390 Kcal
26 g EW • 26 g F
17 g KH

Lachs auf Fenchelgemüse
mit Feta und Fenchelsamen

Zutaten für 2 Personen:
- 2 kleine Lachsfilets (je 200 g)
- 2 EL Apfelessig
- Meersalz
- Pfeffer
- 1 kleine Fenchelknolle (200 g)
- 400 g Kartoffeln
- 1 Bund Dill
- 1 EL Weizenkeimöl
- 1 TL Fenchelsamen
- 100 g Feta

Die Lachsfilets waschen und trockentupfen, mit Apfelessig beträufeln, salzen und pfeffern. Die Fenchelknolle waschen, putzen und in feine Scheiben hobeln. Etwas Fenchelgrün beiseite legen. Die Kartoffeln waschen, schälen und in etwa 1 cm große Würfel schneiden. Den Dill waschen, trockenschütteln, die Spitzen abzupfen und mit Fenchelgrün mischen.

Das Öl erhitzen und den Fenchel darin andünsten. Dann die Kartoffelwürfel zufügen, salzen und pfeffern, etwa 150 ml Wasser und Fenchelsamen zugeben und alles 5 Minuten dünsten.

Den Fisch mit der Mischung aus Dill und Fenchelgrün bestreuen und auf das Fenchelgemüse setzen. Den Feta darüber bröseln und alles weitere 15 Minuten bei schwacher Hitze dünsten.

Modemedizin Apfelessig

Er ist nicht ohne Grund in Mode gekommen: Er bekämpft Fäulnisbakterien im Darm, tötet Krankheitserreger ab, unterstützt die Entgiftung und verbessert die Verdauung. Außerdem ist er in der Küche milder als Weinessig. Sie können ihn anstelle von Zitronensaft oder anderen Essigsorten verwenden.

Pro Portion:
525 Kcal
55 g EW • 20 g F
28 g KH

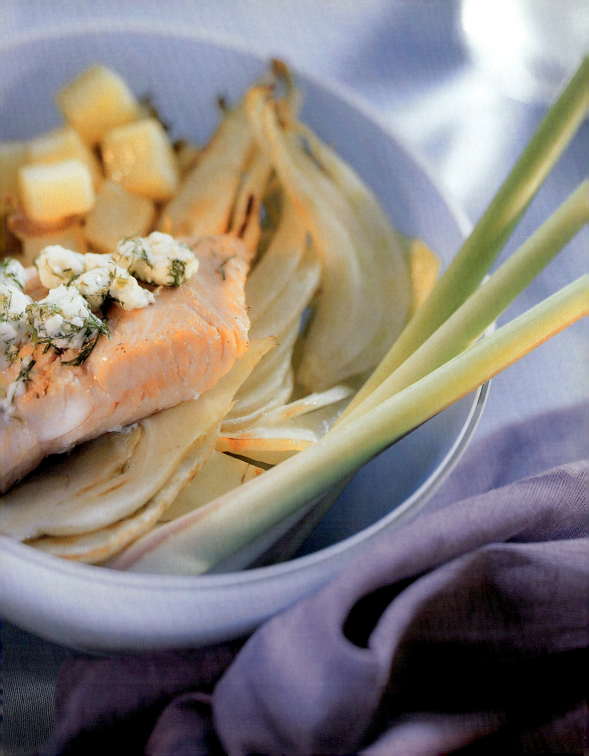

Gebratener Meeres-Reis

süßsauer durch Kokosnuß und Ananas

Den Reis in einem Topf anwärmen, mit 200 ml Wasser und dem Salz aufkochen und zugedeckt 20 Minuten leicht köcheln lassen. Die Möhren waschen, putzen, schälen und in Streifen hobeln.

Zutaten für 2 Personen:
120 g Vollkorn-Basmatireis
1 TL Meersalz
2 junge Möhren (150 g)
1/2 rote Paprikaschote
1 Frühlingszwiebel
1/2 kleine Kokosnuß (oder 3 EL getrocknete Raspel)
1 kleines Stück Ingwer
1 Baby-Ananas
1–2 EL Rapsöl
1 Tasse Sojasprossen (100 g)
150 g Krabben
Sojasauce

Die Paprikahälfte von Stielansatz, Kernen und Trennhäuten befreien, waschen und würfeln. Die Frühlingszwiebel putzen und in feine Ringe schneiden. Die Kokosnuß von der braunen Schale befreien und das Fruchtfleisch hacken.

Den Ingwer schälen und in feine Scheiben hobeln. Die Baby-Ananas ebenfalls schälen, halbieren, vom Strunk befreien und das Fruchtfleisch in Stücke schneiden.

Das Öl in einer großen Pfanne oder im Wok erhitzen. Die Karotten und Frühlingszwiebeln darin anbraten, nach und nach unter Rühren die Kokosnuß oder Kokosraspel, Ingwer und Sojasprossen zufügen. Den Reis, die Ananas und die Krabben dazugeben und mitbraten. Mit Sojasauce würzen und sofort servieren.

Sojabohne

Das Keimen verbessert die Inhaltsstoffe der Sojabohne: Der Vitamingehalt explodiert förmlich, Eiweiß wird aufgespalten, Fette in leichter verdauliche Form überführt, Enzyme vermehren sich durch den Wachstumsprozeß. Der Kaloriengehalt sinkt dagegen beim Sprießen.

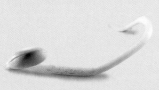

Pro Portion:
600 Kcal
26 g EW • 24 g F
70 g KH

Radicchio-
mit Pflaumen und schwarzen Puy-Linsen
Fischtopf

Das Fischfilet waschen, trockentupfen, mit Apfelessig beträufeln und salzen. Den Lauch putzen, längs aufschlitzen, waschen und in dünne Streifen schneiden. Die Pflaumen längs vierteln. Das Öl in einer Pfanne erhitzen und den Lauch darin bei mittlerer Hitze andünsten. Den Kartoffelsaft angießen, Salz, Lorbeerblatt, Pfefferkörner, Nelken, Pflaumen und die Linsen hinzufügen. Alles zugedeckt etwa 8 Minuten bei schwacher Hitze leicht kochen lassen. Inzwischen den Radicchio putzen, waschen und die Blätter in Streifen schneiden. Den Radicchio und den Fisch samt Marinade zu den Linsen geben und weitere 3–4 Minuten bei schwacher Hitze ziehen lassen. Mit Honig und Salz abschmecken. Den Fischtopf auf Tellern anrichten und mit Baguette servieren.

Zutaten für 2 Personen:
300 g Fischfilet
3 EL Apfelessig
Meersalz
1 Lauchstange
10 Trockenpflaumen
1 EL Nußöl
1/2 l Kartoffelsaft (Reformhaus)
1 Lorbeerblatt
3 Pfefferkörner
2 Nelken
100 g schwarze Linsen
1 Radicchio (150 g)
1 TL Honig

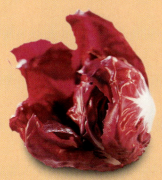

Radicchio
Er schmeckt und wirkt wie ein Magenbitter: Die enthaltenen Bitterstoffe regen die Verdauung an und wirken gleichzeitig beruhigend und blutreinigend. Er ist mit dem Chicorée verwandt und wirkt ebenso beruhigend. Bei der Zubereitung verliert er leider seine rote Farbe.

Pro Portion:
525 Kcal
43 g EW • 9 g F
65 g KH

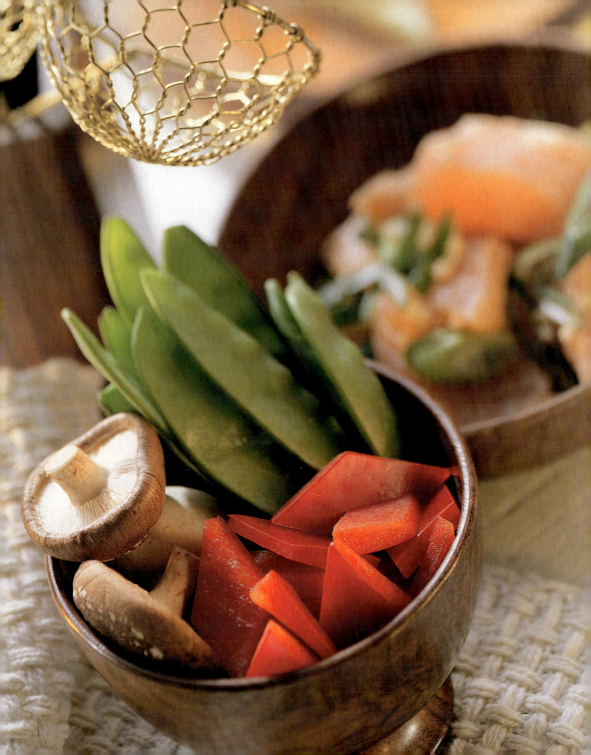

Fondue

hervorragend mit frischer Lachsforelle

chinoise

Das Lachsforellenfilet waschen, trockentupfen und quer in etwa 3 cm breite Streifen schneiden. Die Streifen in etwa 4 cm lange Stücke schneiden.

Ingwer schälen und fein hacken. Frühlingszwiebel putzen, waschen und in feine Ringe schneiden. Die Limette auspressen, einen Teelöffel abnehmen. Den Rest mit Ingwer und Zwiebelringen mischen. Den Fisch damit beträufeln, salzen und pfeffern und in einer Schale kalt stellen.

Die Zuckerschoten waschen, putzen und in Rauten schneiden. Die Champignons oder Shiitake-Pilze trocken abbürsten. Die Paprikaschote waschen, halbieren, von Stielansatz, Kernen und Trennhäutchen befreien und in Rauten schneiden. Zuckerschoten, Champignons und Paprika kalt stellen.

Zutaten für 2 Personen:
400 g Norwegische Lachsforelle als Filet
1 Stück Ingwer
1 Frühlingszwiebel
1 Limette
Meersalz
Pfeffer
200 g Zuckerschoten
200 g Champignons oder Shiitake-Pilze
1 rote Paprikaschote
1,5 l Hühnerbrühe (Instant)
2–3 Stiele Zitronengras

Die Brühe mit dem restlichen Limettensaft und dem Zitronengras würzen und erhitzen. Zum Servieren die Rechaudpfanne anzünden. Die Brühe in den Fonduetopf gießen und darauf stellen. Fisch und Gemüse in Körbchen darin garen. Sojasauce, Reis und Dips dazu reichen.

power

PRO PORTION: 315 KcAL • 65 g EW • 10 g F • 52 g KH

Aubergine
auf dem heißen Stein geröstet
& Krabben

Zutaten für 2 Personen:
1 kleine Aubergine (200 g)
Meersalz
8 Königskrabben
1 Chilischote
1 Schalotte
1 Knoblauchzehe
Saft von 1/2 Zitrone
2 EL Olivenöl
250 g Tomaten
1 TL Rohrzucker
1 TL Schwarzkümmelöl
1 TL Pesto

Die Aubergine waschen, vom Stielansatz befreien und quer in dünne Scheiben schneiden. Die Scheiben salzen, zu zwei Türmen aufeinander setzen und mit einem Brettchen beschweren. Die Krabben waschen. Die Chilischote längs aufschlitzen, entkernen, waschen und fein würfeln. Die Schalotte und den Knoblauch schälen und fein würfeln. Jeweils die Hälfte mit Zitronensaft und 1 Eßlöffel Öl verrühren und über die Krabben geben. Die Tomaten über Kreuz einritzen und für einige Sekunden in kochendes Wasser legen, herausheben, häuten und entkernen. Die Tomaten von den Stielansätzen und Kernen befreien und grob hacken. Mit dem übrigen Chilimix, Zucker und Schwarzkümmelöl mischen, salzen und pfeffern. Den Saft aus den Auberginenscheiben pressen, jede Scheibe mit Küchenpapier abwischen und mit Pesto einpinseln. Auberginen und Krabben auf dem heißen Stein von beiden Seiten rösten, dazu das Tomatenconcassée und Brot reichen.

Gute Alternativen
Sie können das Gericht auch auf einem Tischgrill oder -wok zubereiten. Statt Krabben schmecken auch die Lachsforelle (Seite 57) oder das marinierte Rindfleisch (Seite 51).

Pro Portion:
180 Kcal
10 g EW • 12 g F
8 g KH

Miesmuscheln
mit würzigem Brottrunk
in Marinade

Die Miesmuscheln sehr gründlich waschen, mit der Bürste abbürsten und
vorsichtig entbarten. Geöffnete Muscheln wegwerfen.

Die Zwiebel schälen und in Ringe schneiden. Den
Staudensellerie waschen, putzen und in Stifte
schneiden.

Das Öl in einem großen Topf erhitzen, die Zwiebeln
darin glasig dünsten, die Selleriestifte zugeben und
kurz mitbraten. Den Knoblauch schälen und durch
die Knoblauchpresse in den Topf pressen. Die Muscheln zugeben, mit dem Brottrunk angießen und
aufkochen lassen. Die Muscheln zugedeckt in etwa
8 Minuten garen. Wenn sich alle Muschelschalen
geöffnet haben, die Muscheln herausnehmen und warmstellen.

Den Sud durch ein feines Sieb gießen und bei starker Hitze auf etwa ein
Drittel einkochen lassen. Saure Sahne unterrühren und weitere 5 Minuten
köcheln lassen. Die Sauce mit Salz und Pfeffer abschmecken.

Die Petersilie waschen, trockenschütteln, die Blättchen von den Stielen
zupfen und hacken. Die Sauce mit Petersilie bestreuen. Mit den Muscheln
und Baguette servieren.

Zutaten für 2 Personen:
1 kg Miesmuscheln
1 Zwiebel
1–2 Stangen Staudensellerie
1 EL Nußöl
1 Knoblauchzehe
1/2 l Brottrunk
75 g saure Sahne (20 % Fett)
Meersalz
schwarzer Pfeffer
1/2 Bund glatte Petersilie

power

PRO PORTION: 225 KCAL • 15 g EW • 15 g F • 8 g KH

Register
Beauty Food

Algen
Edelpilz-Tomatensauce	46
Grapefruit-Möhren-Rohkost	26
Lamm-Nüßchen mit Gemüse	41

Ananas
Ananas	16
Balsam-Müsli	16
Gebratener Meeres-Reis	54
Sanddorn Cobbler	15
Apfelessig Cooler	15
Artischocken mit Avocadodip	24
Aubergine & Krabben	58

Avocado
Avocado	51
Rinderchili mit Avocado	51
Soft Green Drink	13

Balsam-Müsli	16
Barley Water	14
Black Pesto Sandwich	39

Blütenpollen
Apfelessig Cooler	15
Balsam-Müsli	16
Molke Mocca-Mix	14
Orangen-Möhren-Quark	30
Sanddorn Cobbler	15

Bohnen-Garnelen-Salat	32

Borretschöl
Bulgursalat mit Knoblauch	35
Grünes Ratatouille	47
Kresse-Lachs-Sandwich	38
Soft Green Drink	13
Ziegenkäse Sandwich	37

Brokkoli-Sauerkraut-Rohkost	27
Bulgursalat mit Knoblauch	35
Bündner Fleisch-Sandwich	38

Catfisch-Cevice	21
Champignons: Fondue chinoise	57
Champignons: Spargel-Pilz-Carpaccio	22
Chicorée	50
Chicorée: Putenbrust mit Chicorée	50

Datteln	31

Edelpilz-Tomatensauce	46
Edelpilzkäse	46

Fondue chinoise	57

Garnelen: Bohnen-Garnelen-Salat	32
Gebratener Meeres-Reis	54
Gerste: Barley Water	14
Grapefruit	26
Grapefruit-Möhren-Rohkost	26
Grünes Ratatouille	47

Karotten-Hirsespaghetti	44

Kartoffeln
Muschel-Rösti	42
Pellkartoffeln mit Powerquark	49
Stampfekartoffeln	43

Knusper-Melonen-Quark	19

Krabben
Aubergine & Krabben	58
Gebratener Meeres-Reis	54
Kresse-Lachs-Sandwich	38

Lachs auf Fenchelgemüse	52
Lachs: Kresse-Lachs-Sandwich	38
Lachsforelle: Fondue chinoise	57
Lamm-Nüßchen mit Gemüse	41

Matjes	43
Matjes: Stampfekartoffeln	43
Meerrettich	22
Melone: Knusper-Melonen-Quark	19
Melone: Melonen-Kaltschale	29

* Abkürzungen

TL = Teelöffel
EL = Eßlöffel
kcal = Kilokalorien

EW = Eiweiß
F = Fett
KH = Kohlenhydrate

Miesmuscheln in Marinade 59
Mildes Sechskorn-Müsli 18

Möhren
Grapefruit-Möhren-Rohkost 26
Karotten-Hirsespaghetti 44
Lamm-Nüßchen mit Gemüse 41
Orangen-Möhren-Quark 30

Molke Mocca-Mix 14

Mozzarella
Black Pesto Sandwich 39
Putenbrust mit Chicorée 50

Muschel-Rösti 42
Müsli: Mildes Sechskorn-Müsli 18

Obstsalat mit Trauben 30
Orangen-Möhren-Quark 30

Orangensaft
Barley Water 14
Sanddorn Cobbler 15

Pellkartoffeln mit Powerquark 49
Peperoni 42
Putenbrust mit Chicorée 50

Quark
Knusper-Melonen-Quark 19
Pellkartoffeln mit Powerquark 41

Radicchio 55
Radicchio Fischtopf 55
Ratatouille, grünes 47
Rinderchili mit Avocado 51
Roastbeef-Carpaccio 23
Rote Linsen: Grapefruit-Möhren-Rohkost 26
Rucola: Roastbeef-Carpaccio 23

Sanddorn Cobbler 15

Sauerkraut
Brokkoli-Sauerkraut-Rohkost 27
Bündner Fleisch-Sandwich 38

Sauerkraut 27
Weißkrautsalat mit Äpfeln 34

Schoko-Risotto 31
Schwarze Linsen: Radicchio Fischtopf 55

Schwarzkümmelöl
Artischocken mit Avocadodip 24
Aubergine & Krabben 58

Sechskorn-Müsli, mildes 18
Senfpulver 23
Soft Green Drink 13
Sojasauce 54
Spargel 47
Spargel-Pilz-Carpaccio 22
Spargel: Grünes Ratatouille 47
Spinat: Grünes Ratatouille 47
Stampfekartoffeln 43

Tips
ACE-Säfte 29
Ananas 16
Apfelessig 52
Kartoffen – die tollen Knollen 49
Meerrettich 22
Multivitaminsaft 29
Oliven & Öl – ein gesundes Duo 32
Sauerkraut 27
Spargel 47
Radicchio 55

Tomaten
Edelpilz-Tomatensauce 46
Putenbrust mit Chicorée 50

Tonnato-Ei-Sandwich 39
Trauben: Obstsalat mit Trauben 30
Weißkrautsalat mit Äpfeln 34

Ziegenkäse Sandwich 37

Impressum

© 1999 Gräfe und Unzer Verlag GmbH München.
Alle Rechte vorbehalten. Nachdruck, auch auszugsweise sowie Verbreitung durch Film, Funk und Fernsehen, durch fotomechanische Wiedergabe, Tonträger und Datenverarbeitungssysteme jeder Art nur mit schriftlicher Genehmigung des Verlages.

Redaktion: Ina Schröter
Lektorat: Dipl. oec. troph. Maryna Zimdars
Umschlaggestaltung:
independent Medien-Design, Claudia Fillmann
Innenlayout: Heinz Kraxenberger
Herstellung: Helmut Giersberg
Fotos: FoodPhotography Eising, München
Satz: Johannes Kojer
Reproduktion: Repro Schmidt, Dornbirn
Druck: Appl, Wemding
Bindung: Sellier, Freising
ISBN: 3-7742-1165-5

Auflage: 5. 4. 3. 2. 1.
Jahr: 03 02 01 2000 99

Bezugsquelle:
Vitalia Reformhaus
Winthirstr. 8
80639 München
Tel. 089/1 67 87 30
Fax 089/1 67 59 52

Dagmar Freifrau von Cramm
studierte Ökotrophologie und setzte nach ihrem Studium die Theorie der Ernährung in die Praxis um. Seit 1984 arbeitet sie als freie Fachjournalistin für Ernährung. Seit 1996 ist sie Mitglied des Präsidiums der Deutschen Gesellschaft für Ernährung. Als Expertin für gesunde Ernährung wirkt sie regelmäßig im ARD Frühstücksbuffet mit.

In der Versuchsküche:
Ursula Block

Susie M. und **Pete Eising** haben Studios in München und Kennebunkport, Maine (U.S.A.). Sie studierten an der Fachakademie für Fotodesign in München, wo sie 1991 ihr eigenes Studio für Food Fotografie gründeten.

Für dieses Buch:
Fotografische Gestaltung:
Martina Görlach
Foodstyling:
Monika Schuster

Ein Dankeschön für die Unterstützung bei der Fotoproduktion:
Adornetto (Kirchheim)
Broste Design (Lingby, Dänemark)
Designers Guild (Deutschland)
LSA (London)
Tohu Bohu (Cournonsec)

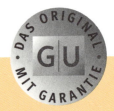

Das Original mit Garantie

Ihre Meinung ist uns wichtig. Deshalb möchten wir Ihre Kritik, gerne aber auch Ihr Lob erfahren. Um als führender Ratgeberverlag für Sie noch besser zu werden. Darum: Schreiben Sie uns! Wir freuen uns auf Ihre Post und wünschen Ihnen viel Spaß mit Ihrem GU-Ratgeber.

Unsere Garantie: Sollte ein GU-Ratgeber einmal einen Fehler enthalten, schicken Sie uns das Buch mit einem kleinen Hinweis und der Quittung innerhalb von sechs Monaten nach dem Kauf zurück. Wir tauschen Ihnen den GU-Ratgeber gegen einen anderen zum gleichen oder ähnlichen Thema um.

Ihr Gräfe und Unzer Verlag
Redaktion Kochen
Postfach 86 03 25
81630 München
Fax: 089/41981-113
e-mail: leserservice@graefe-und-unzer.de

GU POWER FOOD

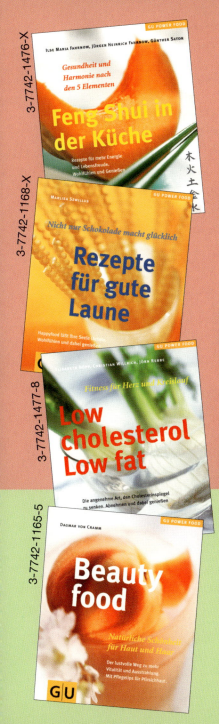

Auf die

Die starken jungen Kochbücher

für mehr Vitalität und Wohlbefinden

Dauer

Fit, schlank und schön

mit schnellen Schlemmergerichten

hilft nur

Leichter Einstieg mit vielen Infos, übersichtlichen Tabellen und praktischen Tips

Power

Mit Power-Woche für schnellen Erfolg

Mehr draus machen

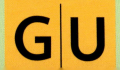

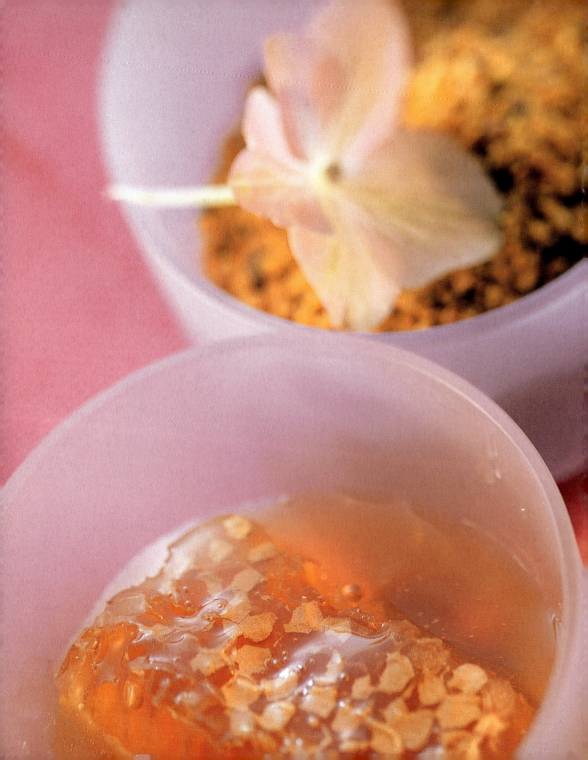